《精神卫生科普》丛书

愁断肝肠

解读抑郁症

主　审　于　欣
主　编　师建国
本册主编　行养玲

陕西出版集团
陕西科学技术出版社

图书在版编目（CIP）数据

愁断肝肠：解读抑郁症 / 行养玲主编.—西安：陕西科学技术出版社，2012.1
（精神卫生科普丛书 / 师建国主编）
ISBN 978-7-5369-5111-2

Ⅰ.①愁… Ⅱ.①行… Ⅲ.①抑郁症—防治—普及读物 Ⅳ.①R749.4-49

中国版本图书馆CIP数据核字（2011）第128025号

出版者 陕西出版集团 陕西科学技术出版社
西安北大街131号 邮编 710003
电话(029)87211894 传真(029)87218236
http://www.snstp.com

发行者 陕西出版集团 陕西科学技术出版社
电话(029)87212206 87260001

印 刷 西安永琛快速印务有限责任公司印刷

规 格 880mm×1230mm 32开本

印 张 5.75

字 数 133千字

版 次 2012年1月第1版
2012年1月第1次印刷

定 价 22.00元

《精神卫生科普》丛书编委会

《愁断肝肠——解读抑郁症》编委会

内容提要

本书通过既往发生的实际案例以通俗的语言向大家介绍了抑郁症。每个章节首先是案例介绍，这些案例都是患者和精神科医生的交往接触过程发生的事情，临床表现形式具有其典型性和代表性。其次，对案例进行详细的分析。再次主要介绍抑郁症的相关知识链接。介绍过程力求通俗易懂，让非精神科人员能够很好地掌握抑郁症的基本常识。在读完本书后会给普通群众一个清晰的轮廓，掌握基本的疾病知识，以便自我心理保健或有助于护理家人。从而帮助普通人群做到早期发现，提高就诊率。

序言

我非常高兴地为《精神卫生科普》丛书作序。因为，我国公众的精神卫生知识相当缺乏，存在的认识误区较多，即便是常见精神障碍和常见精神卫生问题方面的知识，知晓率也偏低，尤其是在农村和教育程度低的人群中情况更为突出，以致患者贻误治疗，甚至造成精神残疾，同时也累及家庭和社会。摆脱精神疾病阴影，普及精神卫生知识刻不容缓！

精神卫生知识是指帮助人们识别、管理或预防精神障碍的知识和信念，具体包括识别障碍和获得精神卫生信息的能力，对精神障碍的危险因素、病因、自我治疗方法及如何获得专业帮助的了解，以及提高认识水平和增加求医行为的态度。精神卫生知识的知晓和普及具有非常重要的公共卫生意义，在相当长一段时间里，国内精神卫生领域有大量的普及工作要做。

《精神卫生科普》丛书通过解读《愁煞父母的孩子》《失眠的苦恼》《愁断肝肠》《惶惶不可终日》《欣喜若狂》《自戴的枷锁》《偏离常轨的行为》《奇怪的思维》《灾难带来的痛苦》《问世界性为何物》《糊涂的老人》11个分册介绍了身边的精神卫生知识，这是促进心灵健康的一个极好的切入方式，该书通过案例介绍以及案例分析和精神卫生知识链接的形式，将精神卫生知识以文学艺术的形式呈现在读者面前，通俗易懂，清丽、流畅的文笔将复杂的精神卫生知识带入生活，更是深入人心。相信这本书会使读者受益多多。

本套丛书的作者都经过多年精神科行医感悟，从病人和医生的两个角度，把人们认识精神障碍过程中的一些误区、一些内情、一些窍门、一些体会、一些知识等等，一一作了分析和总结，把一些经验提出来，让大家了解精神障碍的内情，回避其中陷阱，针对看精神障碍过程中的各个环节，把握其中关键，做到看病时心中有数，使读者不断提高精神卫生知识的知晓率，从而不断提高精神健康的水平。

我推荐《精神卫生科普》丛书，期望此书为构建和谐社会能够添一块砖、加一片瓦，使我国的民众从中受益、健康快乐。希望每一位阅读《精神卫生科普》丛书的读者都能够在这套丛书里学到精神卫生知识，让心情放松下来，有恍然大悟的感觉，让世界更加和谐、更加美满，这就达到了作者的目的。

为了普及精神疾病的知识，加深人们对精神障碍防治的认识,提高全社会对精神卫生工作的关注，消除偏见与歧视，同时引导公民正确认识和处理精神障碍和心理卫生问题，有效地进行干预，请读《精神卫生科普》丛书。

何鼎雄

2011年6月12日

前言

中国精神障碍成人的月患病率平均为17.5%，推算全国有1.73亿成人患病。我国重性精神病患者人数已超过1600万。根据世界卫生组织的研究，精神疾病发病率已占我国所有疾病发病率总数的20%，而全世界的平均水平为10%。此外，世界卫生组织还预测未来20年中国的这一比例将增长至25%。但公众对精神障碍的知晓率不足50%，精神障碍的治疗率不足10%，伴中重度失能的治疗率，也不足25%，合适治疗率更低，提高治疗率的当务之急是提高精神卫生知识的知晓率。正是为了回应这一社会需求，才有了组织编写一套《精神卫生科普》丛书的想法和实践。

我们选择了临床经验丰富具有高级职称的精神科医师担任主编，编著了《精神卫生科普》丛书。作者们结合自己的临床经验，图文并茂地为你详尽解答精神障碍治疗和康复过程中的种种问题，并教你应对策略。本书的特点是借用生动有趣的典型案例，链接公众关注的常见的心理问题，形象地分析其各种表现，将许多精神障碍相关知识通过大众化的语言和生动、直观的图表形式表现出来，回答了人们日常生活中遇到的“为什么烦恼，忧心忡忡？为什么坐立不安？为什么莫名其妙地恐惧？为什么翻来覆去睡不着？为什么脑子里总出现奇怪的想法？为什么有用不完的劲？为什么不会与人打交道？为什么赌博成瘾不能自拔？为什么老人不知道回家的路？为什么孩子不听话？”等一系列常见的精神和心理问题。

使用本套丛书你可以通篇浏览，也可以先选择你感兴趣的分册或内容进行阅读，然后再根据相关的内容去扩展知识。阅读本书，可使你在欣赏一幅幅简洁风趣的图表的同时，获得一定的精神障碍治疗和康复的知识，并使你渐渐地学会在这些知识中有所领悟，帮助你摆脱忧愁，倍感轻松，提高生活质量。

著名精神医学家何鼎雄主任医师为本套丛书写序，著名的精神医学家于欣教授担任主审，这是对我们最大的鞭策和鼓舞。陕西出版集团、陕西科学技术出版社的宋宇虎责任编辑，一字一句地审校，其治学态度之严谨，让我感动之至，在此表示衷心的感谢！

《精神卫生科普》丛书要求阐述具有趣味性、可操作性、实用性，内容科学新颖、通俗易懂、幽默风趣，读者无需具备医学和心理学背景知识，案例引出、故事讲述，重点关注读者会碰到什么问题、遇到这些问题后怎么办，适合普通群众阅读。

师建国

2011年5月8日

本册前言

在现今信息高度发达的时代，一部分人可能对抑郁症的概念已不陌生；而在平日的工作中发现，就整个人群而言对此熟悉的人并不多。尤其是常年在临床工作中时时刻刻都会碰到一些事件总让人心痛，原本可以避免发生的一些悲剧却未能幸免。更有甚者，对于精神医学知识的缺乏远非仅仅出现于文化层次较低的人群中。基于以上情况，作为一名医生的我迫切地想为我们的民众做些事情，因而就有了本书的写作欲望。

梵·高因患抑郁症而死于自杀；海明威在与抑郁角斗失败后，最终也以惨烈的绝望方式而了结自己的人生；今天，在我们身边，还有多少人像勇于承认自己罹患抑郁症的崔永元一样“抑郁并活着”呢？

有一些人，他们不工作，宅在家里；饮食不规律；睡眠昼夜颠倒，晚上睡不着，白天睡不醒；情绪低落，自我贬抑，对很多事失去兴趣；喜欢泡在网上；很少和朋友联络；习惯把事情拖到最后一刻；对生活看不到意义，也看不清未来。他们的亲友很着急，但却完全不知道该怎么帮他们。因为他们的困境在别人看来，完全是他们自己的有意为之——明明只需要一点点意志力，事情就可能完全改观。他们为什么宁肯睡在垃圾上，也不愿意起身打扫房间？他们说需要帮助，但为什么不论别人的劝慰多么苦口婆心，辞情恳切，似乎都不能撼动他们分毫？他们安静地听着，却显然根本没打算听从任何建议。这种充耳不闻的态度，实在让人着急。其实他们是想振作起来。别人不知道他们的愿望有多强烈，强烈到有时候，他们觉得自己几乎要“五内俱焚”，可是他们真的做不到，他们好像被卡住了，无法拿出足够的力量做任何事。就像中国神话里的捆仙索，一旦缚住，手脚俱在，意识清醒，但却不能动弹，也无法挣脱。

如果对他们说：出去散散心吧，一切会好的。多做运动，晒晒太阳，坚持住，加油！他们的回应常常是沉默以对，或者笑笑不再说什么。他们明白你说的都对，只是，越是向他们的意愿呼吁，他们就越是感到单纯有意愿还是做不成什么。奇怪么？这其实是抑郁症的一个重要特征：动力缺乏。

百度抑郁吧的吧主叶子自杀了，她也是个抑郁症患者。博文中有她倍感孤独、绝望的内心挣扎。在一篇博客里她写道："我心里(有)太多的恨，恨社会、恨家庭、恨自己……正因为我的恨才使我博爱……我有时候会想:还好这个世界上有好人，这个好人就是我。所以我不能完全对所有的一切一切绝望……然而这却是我自己给自己的假象，所以我更痛苦……除非我真的麻木，不然我知道有一天我会彻底垮掉，精神彻底分裂……"字里行间也充满了悲凉之气。

也许有人认为在网上寻找这样的相关知识和惺惺相惜之人互相鼓励会让人走出抑郁，但是现实是残酷的。叶子这位能文善画的美丽才女想给自己和他人以阳光，收获的却是放弃这个世界和深爱自己的家人。有感于此，我们组织精神科的相关专家编写了这本科普读本，希望那些还在网上游荡、寻求帮助的人们能够尽快地认识自己，正确的面对精神科医生。

本书通过既往发生的实际案例以通俗的语言向大家介绍了抑郁症。每个章节首先是案例介绍，这些案例都是患者和精神科医生的交往接触过程发生的事情，临床表现形式具有其典型性和代表性。其次，对案例进行详细地分析。再次主要介绍抑郁症的相关知识链接，包括抑郁症的概念、分类、疾病的详细定义、其发病的相关因素、临床表现、治疗方法、如何预防及经过治疗稳定之后的家庭护

本册前言

理与注意事项。介绍过程力求通俗易懂，让非精神科人员能够很好地掌握抑郁症的基本常识。在读完本书后会给普通群众一个清晰的轮廓，掌握基本的疾病知识，以便自我心理保健或有助于家人。同时，对于精神科初学者而言很容易理解。从而帮助普通人群做到早期发现，提高就诊率。

本书中的所有病例都是笔者亲身经历的，尽量选择了通俗易懂的各有侧重的患者，有些内容用患者及其家属自身的描述来说明问题，重点在于描述抑郁症的典型症状和治疗中的现实问题，有许多病例目前还在继续治疗中，一直与医生保持良好的关系，这也是本书书写过程中得以获得患者及其家属第一手资料的缘故。我相信对于抑郁症患者及其家属而言， 本书可以提供关于抑郁症治疗和预防的科学知识。

认真阅读此书，希望我们这具泥塑的肉身能够在紫陌红尘中寻找到属于我们内心的温暖，愁断肝肠的人能够勇敢的走向绚丽多彩的人生！

感谢陕西省精神卫生中心三病区张丽副主任医师、吴喻副主任医师、何长江医师、敖磊医师以及其他工作人员在写作过程中给予的指导和关怀，并提供良好的工作环境和设备，使书稿得以顺利完成。感谢百度知道和百度抑郁吧提供的部分资料。感谢家人、朋友对我们的理解、支持和关心。

行养玲

2011年4月6日

目 录

一、体重下降20公斤的女士

人生的道路上，抑郁像个幽灵，经常侵扰我们的心灵，把我们和整个世界隔离。正确的认识抑郁，战胜抑郁，这样的幽灵就会变为无边的红叶点缀我们的世界……

案例介绍

病史回顾：人们常常说，幸福的人都一样，不幸的人各有各的不幸。这在Y女士的身上也得到了体现。在别人眼里，Y女士的生活应该是非常幸福和美满的。丈夫是西安一家著名高校的副教授，她自己经营一家贸易公司，女儿在西安的一所重点中学读初中一年级。丈夫的父母是西安郊县的农民，和丈夫的兄弟一起生活着；Y女士的父母退休之后，回到新疆老家生活，衣食无忧，由她的妹妹和一个弟弟照顾着。双方父母都在安度自己的晚年，不用他们操心。一家三口住在西安市高新区，有一套自己购买的120余平方米的房子。Y女士除了经营公司以外，还负责开车接送孩子上学。由于经济上的宽裕，只要时间允许，一家三口经常开车外出游玩。工作的稳定，生活的富裕，休闲时间的娱乐活动曾经引来多少羡慕、嫉妒的目光。

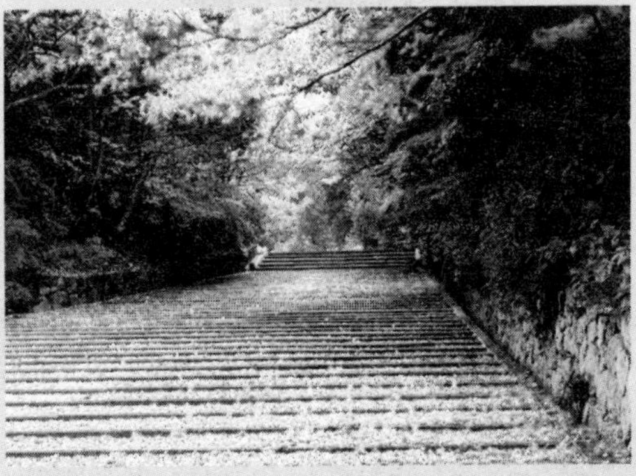

然而，就在来到精神科之前的一年，Y女士无缘无故地开始出现食欲下降，任何食物都觉得不香，继之无论吃什么东西都难以消化，每天仅靠喝面糊糊及米粥度日。先后在西安市各大医院做相关检查未见异常，但患者仍然不能进食普通食物。近半年的时间中体重减轻了20公斤。在综合医院医生的建议下来我院门诊就诊。

与精神科医生的交流：第一次见到Y女士时，医生明显地感觉到了患者的体型十分的消瘦，需家人搀扶才能坐下。她强调自己已经到过很多综合医院治疗，并不认为自己需要到精神科就诊，只是为了尊重消化科医生和家人的意见，才抱着“死马当做活马医”的态度到精神科试一试。Y女士并不认为自己的精神有任何的问题，胃口不好和消化问题才是自己就医的目的，只是因为进食问题已经严重影响到自己生命的程度。

医生可以明显感觉到Y女士求治的愿望和对精神科的误解。为了消除Y女士的戒心，建立良好的医患沟通关系，医生首先选择了开放式提问。开放式提问的重点在于询问她的自觉症状，本病例主要是消化方面的问题。病人需要感知医生是否真的能够倾听自己的叙述，了解详细的情况后能帮助自己。医生也需要在倾听中得到有益的信息并且在认真的倾听中会获得病人的信任。

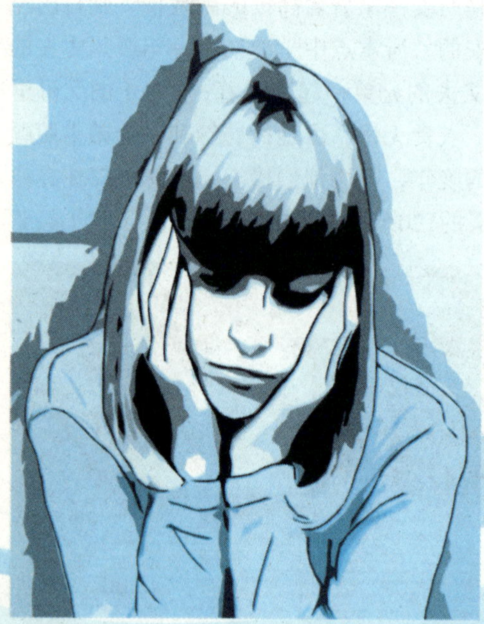

“你认为自己有什么问题需要我们帮助。”医

生问。

Y女士愁眉苦脸地谈起自己的病情，详细描述了自己不能进食的痛苦。在一年之前的日子里，自己胃口很好，吃什么都是香的。无论是在家里吃饭还是出去应酬吃大餐都是自己美好的时刻，也因此对很多事物都能够有自己独到的见解，与周围人群和生意场上人群的相处也良好。但是，从一年前开始，自己经常会无缘无故的流泪，吃饭开始出现挑食的现象，见到油腻的事物会觉得恶心难受，后来慢慢地越来越严重，发展到半年前见到任何食物都觉得不香，难以下咽。勉强自己吃一点东西就会出现腹泻或者便秘。自己认为一定是食道或者胃肠方面的问题，因此去综合医院做过8次全面检查，包括胃镜、肝肾功能、CT等。

倾听完Y女士详细清晰地叙述自己的症状，医生意识到基本的医疗信任关系已经得到建立，接下来需要进一步询问与疾病有关的内容，以做到疾病的诊断和鉴别诊断。这个时期的询问主要采取封闭式询问，也就是针对医生要了解的内容有针对性的提问。这种提问比较简单、直接，获取的信息比较有针对性。

“这一年中，你的情绪怎么样？”医生问。

听到这样的提问，Y女士泪流满面。“我饭都吃不进去，怎么能高兴得起来？”她说，“最近一年来情绪极其低落，整夜难以入眠，多少次都想如此痛苦地活着不如死了好。但是有时我又很矛盾，放心不下女儿及丈夫。”

“能不能详细描述一下你的情绪，到底不好到什么程度？”医生接着问。

“一年前，我是一个性格十分开朗的人，爱说爱笑。”她说，“但是后来因为进食不好的原因，开始变得脾气很大。生活中只要遇到一点点事情就觉得会有不好的结果，每天都在考虑自己未来的生活，天气稍微阴沉一点就会特别烦躁，总觉得自己的生活也就像天气很黑暗。这种情绪影响了自己的工作能力和自己公司的运营情况。公司里有几个很能干的人都因为接受不了我的情绪辞职不干了，公司现在负债经营，面临破产危机。”

“睡眠怎么样？”医生接着问。

“刚开始还好，后来渐渐地就不行了。晚上总是睡不着，脑袋里面似乎装了很多很沉很沉的东西，压得我喘不过气，我没有办法睡觉。躺在床上4个多小时才能勉强睡着，但只要有一点点小动静就立刻醒来。也经常会在凌晨早早的醒来，不知道自己要做什么，光躺着。白天却一直让自己处于迷糊状态，想熟睡，却怎么也睡不着。”

“情绪不好在前还是胃口不好在前？”医生接着问。

“当然是胃口不好在前啊！我所有的情绪问题都是肠胃功能不良引后起的。”她的脸上满是苦恼，“包括我的睡眠，体重的减少都是因为肠胃。我自己也不明白到底是患了什么病？经过了这么多次的检查，我想自己已经是抱着最后一线希望来到这里的。医生，我到底是不是精神病？到底能不能治好呢？”

“你有没有认为你的情绪才是所有问题的根源？”医生接着问。

“当然不是。我相信只要我的胃口好起来，我的情绪自然就会好起来的。”Y女士的描述中并不把情绪的低落当做一回事。

案例分析

Y女士的家庭十分幸福，工作的稳定和事业的成功让人很难把她和抑郁症联系到一起。在对自己家庭和工作的描述中，我们可以看见她对自身成就的满意度。和以往的许多病例不同，他们的生活中并没有十分显著的诱因，也许他们并不愿意描述自身的阴暗面。

Y女士对自身疾病叙述十分具体，核心的症状是无法正常进食，因此认为自己有胃肠方面的问题。虽然各种检查结果无异常，但是并没有打消对自己所患疾病的猜疑。尽管如此，Y女士也始终相信医生的建议，并没有坚信自己是患了绝症，终于有机会来到精神科治疗。

随着沟通和交流的增多，医生可以清晰地发现患者的情绪低落，睡眠节律紊乱，高兴不起来，整日愁眉苦脸，对于生活失去信心，有轻生念头却又担心家人的顾虑。这些症状都是典型的抑郁症的表现。

但需我们特别注意的是：Y女士同时求治欲望非常强烈！为何导致患者迟迟没有来精神科就诊呢？因为始发症状并非以情绪低落开始，而以不能正常进食贯穿始终。所以一般人首先考虑的是否躯体出现问题很合逻辑，即使检查正常也很难向精神心理异常方面去考虑。

本案例提示给我们很重要的一点就是以躯体症状为主的抑郁症患者往往容易延误诊疗，其次是我们的国情中往往有一种民俗：情绪病不是病。躯体问题容易得到家人与社会的认同，也容易得到医生的关注，所以在抑郁症患者中第一主诉往往是身体如何的不适，经再三询问才得知情绪不好已经存在很长时间，只是没有引起重视而已。

相关知识链接与思考

1.抑郁症的概念与现状

抑郁症是一种常见的精神疾病。以情感低落、思维迟缓、言语动作减少为典型症状。主要表现为情绪低落、兴趣减低、悲观、思维迟缓、缺乏主动性、自责自罪、饮食、睡眠差，担心自己患有各种疾病，感到全身多处不适，严重者可出现自杀念头和行为。

抑郁症发病率很高，被称为精神病学中的感冒。抑郁症在西方被称为“蓝色隐忧”， 我国抑郁症患病率为29%～35%左右，已与发达国家统计结果相近。与高发病率形成鲜明反差的是，目前全国地市级以上医院对抑郁症的识别率不到20%。在现有的抑郁症患者中，只有不到3%的人接受了相关的药物治疗。世界卫生组织最新调查统计分析，在年满18岁的成年人口中，抑郁症患者正以每年41.3%的速率增加。预计到2009年，抑郁症发病率在发达国家将上升到28%～30%；到2020年重性抑郁症所致功能残疾将升至疾病总类的第二位，仅次于缺血性心脏病。

神经精神疾病在我国疾病总负担中排名首位。根据世界卫生组织推算，中国神经精神疾病负担到2020年将上升至疾病总负担的1/2。有资料显示，我国85%的人处于亚健康状态，与心理应激相关的疾病患者约占人群的45%～60%，身心疾病、心理障碍已成为多发病、常见病。2002年我国重点城市三级医院神经系统用药金额已达34.2亿元左右，京沪穗三大城市的比重占63.28%，抗抑郁药约占1/4。

2.抑郁症是怎么分类的?

本案例中患者确实罹患抑郁症中的一个类型，要清楚全面地了解抑郁症就必须对抑郁症的类型有着清晰的认识，本文归纳如下：

以抑郁症日常的习惯分法，按病情严重程度分类，抑郁症分为轻度、中度和重度抑郁症3个类别；按发病的急缓程度、病情绵延的时间划分，抑郁症被分为急性抑郁症和慢性抑郁症两类，急性的发病急、症状重且明显，慢性的症状持续存在，反复发作；按不同的发病时期分类，抑郁症可分为儿童抑郁症、产前抑郁症、产后抑郁症、更年期抑郁症、老年期抑郁症等。

临床上的习惯分类与日常分类并不一致，包括：

内源性抑郁症：有些人体会到自己无缘无故的情绪持续低落，严重的可以达到抑郁症的诊断标准，这是由于大脑神经递质5-羟色胺的相对或绝对不足引起的典型抑郁症状。

反应性抑郁症：重大的精神刺激和挫折常常会带来病理性的情绪反应。例如突遇天灾人祸、失恋婚变、重病、事业挫折等，心理承受力差的人，容易患反应性抑郁症。

隐匿性抑郁症：病人并不自觉感到情绪低落，而是以各种躯体不适症状，如心悸、胸闷、中上腹不适、气短、出汗、消瘦、失眠等为主要表现。这类病人辗转于各个综合医院，因为查不到确切的病因而苦恼，出现这类情况的病人应该注意请精神科医师会诊。

药物引起的继发性抑郁症：有很多药物会诱发情绪反应。如有的高血压患者，长期服用含有利血平的复方制剂如复方降压片、安达血平片、新降片、降压静片、脉舒静片等，会出现情绪持续忧郁、消沉。除了降压药，易诱发抑郁症的药物还有抗心律失常药、抗精神病药、解热镇痛药、避孕药、激素等。

躯体疾病引起的继发性抑郁症：躯体疾病本身可以是应急源，也可以直接影响大脑神经递质的代谢而继发抑郁症。如心脏病、肺部疾病、内分泌代谢疾病甚至重感冒、高热等，都可引发这类抑郁症。

精神疾病继发抑郁症状：精神科常见精神分裂症后抑郁。由于疾病或抗精神病药物的影响，病人出现符合诊断的抑郁症状。

产后抑郁症：孕妇生育后由于体会激素水平的激烈改变，情感会变得相当脆弱，当出现外部的应急源时容易出现抑郁症状。例如：农村妇女生女婴后，受到婆母或丈夫的歧视，对自己的婴儿产生强烈内疚，对自己严重痛恨。常见的表现有哭泣、失眠、吃不下东西、情绪低落等。

更年期抑郁症：更年期也是人体激素水平剧烈变化的特殊时期，也是生理和心理剧烈变化的时期。在某些躯体或精神因素诱发下，容易出现情绪症状。

老年期抑郁症：首次发病于老年期（60岁以上）主要是由于生活环境的变化、躯体疾病的增多、儿女的疏远、伴侣的丧失、直面死亡的困惑等因素影响病人的情绪，出现以抑郁心境为基础、以焦虑症状为突出表现、有较多躯体不适为其疾病特点，病程长、预后差。

以学习困难为特征的抑郁症：在学校，经常可以发现有些原本学习成绩较优秀的学生突然开始厌学、恐学、逃学或拒学，成绩全面下降或突然下降。这种现象部分是由于抑郁症，由于疾病导致学生学习困难、注意力涣散、记忆力下降，引起老师和家长的关注。

白领抑郁症：白领阶层面临的工作和生活压力、现实与诱惑并存的心理冲突、生活的不规律等常常引起躯体内环境的紊乱，出现情绪低落、无所事事、爱生闷气、思虑过度、失眠、多梦、头昏、健忘、厌食、恶心、呕吐、腹胀、月经不调、经期腹痛等多种症状。

3.为什么她是抑郁症？

要清楚地认识Y女士是否患有抑郁症，那就必须首先要了解抑郁症的临床表现。

抑郁症与一般的“不高兴”有着本质区别，它有明显的特征，综合起来有3大主要症状，就是情绪低落、思维迟缓和言语行为减少。

情绪低落就是高兴不起来、总是苦恼忧伤、兴趣索然。常诉生活痛苦难熬、度日如年、生不如死。典型的特征是早上严重，晚上较轻。可从轻度心境不佳到忧伤、悲观、绝望。病人感到心情沉重，生活没意思、郁郁寡欢、度日如年、痛苦难熬、不能自拔。

思维迟缓就是自觉脑子不好使，记不住事，思考问题困难。患者觉得脑子空空的、变笨了、反应迟钝、脑子不转了，自己觉得思考问题很吃力。

言语行为减少就是不爱活动、不和人说话，自觉浑身发懒，走路缓慢，不愿参加外界和平素感兴趣的活动，生活懒散。

具备以上典型症状的患者并不多见。很多患者只具备其中的一点或两点，严重程度也因人而异。心情压抑、焦虑、兴趣丧失、精力不足、悲观失望、自我评价过低等，都是抑郁症的常见症状，有时很难与一般的、短时间的心情不好区分开来。

丧失兴趣是抑郁病人常见症状之一。丧失既往生活、工作的热忱和乐趣，对任何事都兴趣索然。体验不出天伦之乐，对既往爱好不屑一顾，常闭门独居，疏远亲友，回避社交。病人常主诉“没有感情了”“情感麻木了”“高兴不起来了”。

精力丧失，疲乏无力，洗漱、着衣等生活小事困难费劲，力不从心。病人常用“精神崩溃”“泄气的皮球”来描述自己的状况。

自我评价过低：病人往往过分贬低自己的能力，以批判、消极和否定的态度看待自己的现在、过去和将来，这也不行，那也不对，把自己说得一无是处，前途一片黑暗。强烈的自责、内疚、无用感、无价值感、无助感，严重时可出现自罪、疑病观念。

病人呈显著、持续、普遍抑郁状态，注意力困难、记忆力减退、脑子迟钝、思路闭塞、行动迟缓，但有些病人则表现为不安、焦虑、紧张和激越。

消极悲观：内心十分痛苦、悲观、绝望，感到生活是负担，不值得留恋，以死求解脱，可产生强烈的自杀念头和行为。

躯体症状：抑郁症除了会出现情绪症状外，还会出现一些躯体症状，其中包括睡眠紊乱（入睡困难、睡眠浅、早醒，还有一种情况是，别人以为他睡得很好，但本人一点也没睡着；典型的睡眠障碍是早醒，比平时早2～3小时，醒后不复入睡，陷入悲哀气氛中）、乏力或精力减退、食欲下降（70%的抑郁症患者都会出现这种情况，轻的表现为没食欲，重症表现为丧失食欲，多数病人都有食欲不振，胃纳差症状，美味佳肴不再具有诱惑力，病人不思茶饭或食之无味）、性功能减退（疾病早期即可出现性欲减低，男性可能出现阳痿，女病人有性感缺失，女性会在抑郁症发病期间出现闭经）、体重下降、便秘、全身疼痛不适等非特异性躯体症状。

抑郁症患者由于情绪低落、悲观厌世，严重时很容易产生自杀念头。并且，由于患者思维逻辑基本正常，实施自杀的成功率也较高。自杀是抑郁症最危险的症状之一。据研究，抑郁症患者的自杀率比一般人群高20倍。社会自杀人群中可能有一半以上是抑郁症患者。有些不明原因的自杀者可能生前已患有严重的抑郁症，只不过没被及时发现罢了。由于自杀是在疾病发展到一定的严重程度时才发生的，所以早发现疾病，早治疗，对抑郁症患者非常重要。不要等患者已经自杀了，才想到他可能患了抑郁症。患者经常为了结束痛苦，受罪和困惑而产生死亡的念头和行为。

抑郁发作时也能出现幻觉，人格解体，现实解体，强迫和恐怖症状。因思维联想显著迟缓及记忆力下降，易影响老年患者的认知功能，出现抑郁性假性老年痴呆症。

4.无法抑制的悲伤?

许多人都会有体验，有时候情绪会不由自主地不受自身意志的控制，不能控制哭泣和悲伤经常会出现在我们的生活中。那么到底是什么原因导致了这样的情绪悲伤呢?

现在，抑郁症的发病机制仍没有被阐明，是学术界研讨的热点，目前倾向于认为抑郁症的发病过程可以分为两个阶段：易患素质形成和正式发病。在早年神经系统的发育过程中，基因与环境或应激因素交互作用于大脑的情绪神经回路，并造成永久性影响，形成了抑郁症的易患素质。具有抑郁症易患素质者，在社会心理或环境不良应激因子的促发下，出现抑郁发作，正式开始其疾病过程。

神经递质学说认为抑郁症病因为大脑神经递质在神经突触间的浓度相对或绝对不足，导致整体精神活动和心理功能的全面性低下状态。临床观察到抑郁症患者大脑缺少5-羟色胺和去甲肾上腺素，抗抑郁药就是通过抑制神经系统对这两种神经递质的再摄取，使得突触间隙这两种递质浓度增加而发挥抗抑郁作用。

与抑郁症关系密切的心理学易患素质是病前性格特征，如环性气质和忧郁气质。环性气质的人，外向、活泼、喜欢与人交往，但是，一个人时更容易感受到寂寞和孤独。双相抑郁障碍患者中，具有环性气质的人较多。忧郁气质的特征是做事认真、责任感强、重视道德和秩序，缺乏较好的柔软性，在生活中容易遭到挫折。抑郁症的发生还可以视为是抑郁症的高危因素与保护因素之间的失衡结果，加固保护因素应该具有预防作用。然而，关于究竟哪些因素可以与抑郁症的高危因素抗衡，可以保护我们免受抑郁症的攻击，目前研究还不多，需要在今后的研究中予以关注。

5.抑郁，到底是因为什么?

在本案例中，Y女士的抑郁似乎没有什么原因，但是不是每一个抑郁的人都是无缘无故的。生活、工作、感情等等各种因素都有可能成为抑郁的触发点。下面就详细地列举诱发因素和发病的高危因素，作为读者的参考。

在儿童期有家族遗传史、父母冷淡、儿童期性虐待、双亲丧失，在青春早期有神经质、自卑、早发性焦虑、行为障碍，在青春后期有教育年限少、生活中的创伤次数多、社会支持低、物质滥用，在成年期有离婚、抑郁发作史、过去一年中的生活问题（婚姻问题、生活环境、独立和非独立生活应激事件）都可能是抑郁症的诱发因素。

虽然抑郁症的病因还没有完全阐明，但是可以肯定多因素参与了抑郁症的发病。其中家族遗传史和早年负面生活事件都是比较肯定的致病因素。抑郁症，尤其双相抑郁，其遗传倾向比较明显。心境障碍先证者亲属患病的几率高出一般人群约10～30倍。抑郁症在同卵双生子中间的同病率为50%，而在异卵双生子中间的同病率为10%～25%。

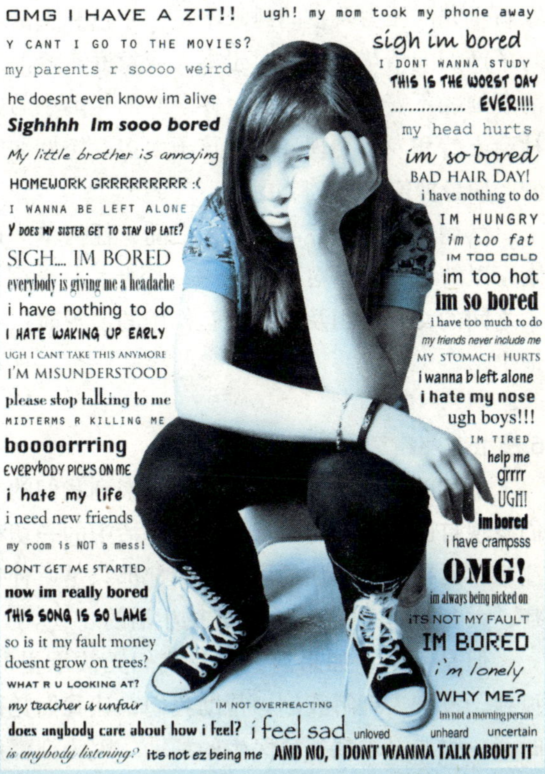

抑郁症患者一级亲属的患病率不仅远高于其他亲属，并出现早遗传现象，即发病年龄逐代提早、严重性逐代增加。早年负性生活事件，如11岁前父母一方的丧失，就是与后来发生抑郁症关系密切的生活事件。抑郁症首次发作前，也经常会出现负性生活事件。

研究显示50%～75%的女性会随着孩子的出生，经历一段婴儿抑郁，多数女性会出现一段不稳定情绪，如莫名的哭泣或心绪欠佳。10%～15%的新妈妈表现很强烈，这与产后荷尔蒙急速下降与抑郁有关。雌激素和孕酮（女性生殖激素）的水平在怀孕期增加10倍，但产后急剧下降。产后3天，这些荷尔蒙的水平降回到怀孕前的水平。同时生产过程引起过度的害怕和惊慌、产后伤口太疼、全身虚弱乏力、照顾新生儿的压力及夜间睡眠不足、角色和生活习惯的转变等因素也参与了产妇的情绪变化。对于本人或家庭有经前期综合征和经期经历经前期烦躁不安的紊乱历史、怀孕时的年龄小与父母单独生活、有限的社会支持和专业心理咨询、孩子太多、婚姻冲突、在怀孕期有抑郁史的产妇患抑郁症的危险更大。

然而，在抑郁症与正常人之间，任何单一遗传因素或单一环境因素可以解释的变异均不超过5%。因此，目前强调遗传与环境或应激因素之间的交互作用及这种交互作用的出现时点在抑郁症发病机制中的地位。

6.患上抑郁症怎么办?

抑郁就像感冒，一不小心就会来到我们的身边。如果有一天，我们发现自己情绪长时间低落，对生活中的一切都失去了兴趣，一定要注意自己罹患抑郁症的可能性。抑郁只是一种疾病，只要有正规的治疗，大多数都还是会恢复正常的生活的。

但是不幸，如果遇到了让我们无法承受的痛苦，或者感到人世孤独，没有人理解我们，帮助我们，让我们觉得生活无望而想要自杀时，一定要寻求精神科医生的帮助。因为抑郁症是种让人走向死亡的疾病。

痛苦有很多种，但抑郁症患者的一些痛苦是共通的，比如孤独、无助、恐惧感和罪责感。一位抑郁症患者说过：我生活在一座巨大的城市，成千万人环绕着我，却没有一个人知道我、了解我、愿意帮助我。孤独让抑郁的人感觉被离弃。所以，在抑郁来临时，我们自责自罪、自觉求助无门，于是想到了终结一切，来逃避一些恐惧的事。可是，死亡本来是人类最深重的恐惧，为什么有人想到用这一个，躲避那一个?

事实上，在对数万自杀未遂者的访问中，比起“死亡”“毁灭”这些字，他们更倾向另一种解释：自杀其实是一种绝望的宣告。比起杀死自己，他们更想表达的，是他已经无法承受他正在承受的痛苦。或者，更简单的说法是：我想活下去，但我不要这样活。

在心理学看来，宣告绝望就是在用另一种隐蔽的方式表达痛苦，呼求帮助。只是我们不知道该怎样帮助自己。

这种时候，最需要的就是专业的支持和帮助。因为我们承受了过重的精神压力。人在痛苦和恐惧的时候，有时会像被赤练蛇目光摄住的小鸟一样，只感到危险迫近，瑟瑟发抖，却忘记了逃生。或者，它根本忘记了自己的翅膀。同样，抑郁症让人们只专注自己的失败，痛苦和困难，却很少想到自己的好处。这种观念显然不是正确的，也不够理性。只是现在我们自己没有足够的力量，去分辨那些错误的信念。

抑郁症，对于医生来说，属于情绪障碍。也就是说，抑郁症是一系列情绪失调的结果，而并非只有悲伤。

抑郁和焦虑常常是孟不离焦，但两者的想法认知却并不相同。抑郁使人气馁、迟钝，它让我们对过去所发生的事产生一种负面评估，在这个结果上又对未来做出了更为负面的定论：“我没用，我的过去已经一团糟，将来肯定更没希望……”而焦虑是对未来及不可预测的灾难的没有根据的担忧。它会使人紧张，让人想做些什么来补救，但又无法心平气和。“我肯定不会成功，这事一定成不了，太糟糕了！”担心未来，又对过去左思右想，这是抑郁症经常引发的混合了以上两种情绪的认知。同时患者也常常会感到恐惧，是因为抑郁症使我们在生活中的困难面前变得脆弱。

抑郁症不仅让我们悲伤退缩，还可能让我们对周围产生敌意。负性思维并不只针对自己，还包括旁人：所有的一切都那么让人不顺心、让人恼火。家人、同事、邻居、陌生人、全世界都可以成为这种敌对情绪产生的源头。而这种情绪，又因人格基础不同，有的人会用激烈的方式表达，有的人则把它藏于自责背后。

如果觉得悲伤、忧虑、烦躁和怨愤正慢慢占据你的情绪，不必为此感到自责，但要相信这是抑郁症的症状。尽可能以你最好的状态来抵制那些想要放弃的念头，不要让你自己孤立起来。告诉周围人你的疾病，他们会愿意理解你的苦楚。所以，试着为自己寻求一些帮助。因为，如果我们愿意，会有人愿意倾听我们的经历，了解我们的感受；会有人愿意帮助我们寻找处理问题的途径；会有人愿意教会我们怎样不伤害自己而能够表达痛苦、愤怒和悲伤。因为，不管我们有多绝望，我们仍然有能力认识、分析和掌握自己的痛苦。我们只是需要帮助。

7.个人预防抑郁症7条原则

预防抑郁症的发作要从抑郁症的诱因和发病机制入手。

抑郁症的诱因归纳而言主要在于生活纠纷、工作坎坷、家庭不和等等外界社会和家庭环境的影响，常会使人感觉心里不愉快，如果长期压抑在心里，没有及时宣泄烦恼和困惑的话，就会逐步导致抑郁症。

诱因是外因，个人心理承受能力的大小是内因。外因是客观因素，谁也回避不了。那么，就只能从内因出发，提高自己的心理承受能力，去适应外界的客观环境。

神经元的动作电位是基于反复的阈值下刺激而发生的生理现象。

这种模式可以类推至抑郁症的发病机制。所谓易患素质的形成，就是基于反复阈值下刺激而被累积的过程。同样一件客观事件，每个人都会产生不同的心理反应。不同的心理反应，又会产生不同的处理结果。不同的处理结果会反过来导致不同的心理变化。

基于以上抑郁症的病因和发病机制的特点，我们提出了个人预防抑郁症7条原则如下：

（1）心中装个情绪“稳压器”

学会忍耐制怒。比如说，事业上遇到了挫折，工作中受到了委屈，家庭中碰上了麻烦。应该怎么办？ 大多数人的反应是：生气、愤怒、消极。 但是，我们也可以这样认为：生气是拿别人的缺点来惩罚自己；愤怒是用别人的错误来伤害自己；消极是取别人的攻击来打倒自己。如果这样思考的话，可以有助于我们消除生气、愤怒、消极等负面情绪。因此，情绪“稳压”的关键在于制怒，在于“稳”住情绪，“压”住怒火。学会冷静处理一切矛盾，平静地度过“冲动高峰”这一危险期。可以想象，如果遇到不顺心的事情时，就生气、愤怒、消极的话，只会加深矛盾的发展，加重双方生气、愤怒、消极的程度，与己、与事、与人都是有百害而无一利的。因此，忍耐制怒不仅表现一个人的文化素养和道德修养，也是一种养生之道。

学会转移淡化。摆脱困扰的最好办法是情绪转移，保持乐观向上的思维方式。遇事不钻牛角尖，把一切烦恼、困惑暂时搁于一边。把注意力转移到别处去，时过境迁，那些不愉快的事情自然就会淡忘化解了。阅读一本好书、与好友美好相处、在阳光中逛公园、参加自己喜欢的文体活动，都是一种美好的享受和注意力转移的方法，可以让自己在知识的海洋里幸福地遨游，冲淡和忘却一切烦恼。和志趣相投的亲朋好友推心置腹地交谈倾吐，可以把积压在心头的郁闷一扫而光。同时，通过交谈，启发思考，揭开疙瘩，跳出个人狭隘的小圈子。去公园散步游玩，呼吸新鲜空气，观赏自然景物，鸟语花香、清泉白云，精神为之一爽，愁云自消。跑步、打拳、唱歌、跳舞、打牌、下棋等等，均能替换脑力和体力劳动，使肌肉和精神都得到放松。同时，在不知不觉中已经忘却了忧愁。

（2）掌握“哭与笑”的情绪宣泄尺度

遇事能自我调节情绪，及时准确地宣泄出不良情绪，是预防抑郁症的最好方法。“会哭会笑的女人不容易得抑郁症。”说的就是这种方法。

喜怒哀乐属于人之常情，“笑和哭”都是人们情感的一种自然流露，谁也阻止不了。而且，适当地“笑和哭”的确对健康是有利的。有心理学家认为，强忍着眼泪就等于自杀。“哭”会使心中的压抑得到不同程度的发泄，从而减轻精神上的负担。女性为何多长寿？也许就是沾了这个“哭”的“光”。不过，哭也要有个度，情绪缓解以后就该停止哭了。一直哭下去，便会伤神、伤身。因此，心理学家主张哭不宜超过15分钟。

（3）确立正确的价值观和人生目标

有些人，反复出现情绪低落的一个重要原因，就是过分地追求完美主义。平时制定的目标脱离实际，做的一些事情，往往达不到目的，结果适得其反。当事与愿违时，就会对自己的人生价值产生了怀疑，对人生目标也丧失了信心。这时，情绪便会一落千丈。

因此，每个人都应该“自知之明”。对自己各方面都必须有一个准确的评价，既不要自负，也不要自卑，实事求是地对待自己、对待别人、对待一切。

（4）建立可靠的人际关系

一个人，平时除了一般朋友外，还必须找一些有道德、有修养、有知识、有见解、有头脑的好朋友。遇到不利事件时，就可以找那些完全值得信赖的好朋友倾诉、商讨一下。烦恼和困惑就会烟消云散。

（5）注意科学地睡眠、饮食、运动

失眠是情绪低落的普遍后果，充足地睡眠非常重要；女性减肥时的过度节食会造成情绪烦躁，全面的营养、荤素的搭配、合理的膳食尤其重要；久坐不动、闷闷不乐、烦躁不安会影响全身内脏功能，体育锻炼在调节大脑和全身内脏功能的同时，也调节好了情绪，适当的锻炼非常重要。

（6）知足常乐，自得其乐，开心每一天

世上没有一帆风顺的事情，人生的道路大多是曲折坎坷的，但是，每个人的前途都是无限光明灿烂的。我们必须时时刻刻勉励自己；比上不足、比下有余；有得必有失、有失必有得；大事讲原则、小事讲风格；知足常乐、难得糊涂、自得其乐。只有这样，我们才能愉快地过好每一天，我们才能彻底远离抑郁症。

（7）积极服药，配合治疗

一次抑郁发作，可以降低患者的被促发阈值，其易患素质相对进一步积聚。因此，抑郁症的预防策略重在降低易患素质。长期服用抗抑郁药，可以增强中枢神经系统内5-羟色胺能信号、提高海马中神经营养因子的水平、增强神经可塑性，无疑具有较好的降低易患素质作用。药物之外，认知矫正、运动和建立良好的社会心理支持系统，也都可以通过情绪神经回路的不同入口而发挥作用。

8.家有抑郁症患者怎么办?

社会对抑郁症缺乏正确的认识，偏见使患者不愿到精神科就诊。在中国，仅有2%的抑郁症患者接受过治疗，大量的病人得不到及时诊治，病情恶化，甚至出现自杀的严重后果，约15%的抑郁症患者死于自杀。另一方面，由于民众缺乏有关抑郁症的知识，对出现抑郁症状者误认为是闹情绪，不能给予应有的理解和情感支持，对患者造成更大的心理压力，使病情进一步恶化。

在实际的家庭治疗中，应该注意：

首先应与病人建立良好的人际关系，要密切观察自杀的先兆症状；如焦虑不安、失眠、沉默少语，在出事地点徘徊、忧郁烦躁、拒餐、卧床不起等。护理人员不应让患者单独活动，可陪伴患者参加各种团体活动，如各种工疗和娱疗，在与患者的接触中，应能识别这些动向，给予心理上的支持，使他们振作起来，避免意外发生。

安置患者住在护理人员易观察的大房间，设施安全，光线明亮，空气流通、整洁舒适的休养环境中。墙壁以明快色彩为主，并且挂壁画及适量的鲜花，以利于调动患者积极良好的情绪，激发对生活的热爱。

要加强对家庭设施的安全检查。由家属保管药品，按照医生的医嘱按时按量监督服药。

抑郁症对患者及其家庭最大的危害莫过于自杀。及早发现及早治疗，通常能阻止病情的发展，避免悲剧。但现实生活中，由于人们对抑郁这样的疾病认识不足，以为患者的自卑、唉声叹气、生活的缺乏朝气和意志消沉是思想问题而根本未考虑医治，更有甚者横加指责，于是造成了时机的丧失甚至促发了自杀。

目前大多有效的抗抑郁药都有口干、胃肠道反应等副作用，且起效较慢。而抑郁症患本身已有多种躯体不适的主诉，因而服药早期可能会有躯体不适加重的感觉。这时应当坚持治疗，随着时间的推移，绝大多数病人药物的副作用逐渐减轻的同时疾病得到了理想的控制。

9.脆弱的女性与儿童

本案例的主人公就是一位年轻的女性，因此。我们重点介绍女性和儿童抑郁的实际情况，以期引起重视。

综合国内外资料，多数文献报道，女性抑郁症的患病率在不同国家和民族是不一致的，一般认为女性的抑郁症患病率通常是男性的2倍。女性抑郁症的终身患病率约为25%，而男性估计为12%。抑郁症的年发病率，在美国，每年受抑郁发作影响的成年女性有670万，约6.5%，男性有320万，约3.3%。抑郁症的性别差别在青少年早期显现出来。存在争议的是初发年龄，一些研究发现，早在10～14岁，女孩的抑郁症的发病率就超过男孩，然而另一些研究提示为15～19岁。这说明，女孩较男孩更高的抑郁症发病率可能同青春期相关联。性别差别可持续至中年，同女性的生殖年龄相平行。

怀孕和分娩对女性的一生影响巨大，女性发生产后抑郁也与其激素水平的剧烈变化密切相关。总归来说，存在以下情况的孕妇更易患产后抑郁症，值得我们注意：孕期就存在焦虑和抑郁情绪的产妇；既往有抑郁发作史，家族有抑郁症史，具有经前期综合征病史；一贯压抑的、适应不良的人格特征；产后遭受到重大生活事件打击，如新生儿畸形、严重疾病、家庭中重大变故等；婚姻关系不良，婆媳关系不良等；婴儿看护应激，不能成功转变母亲角色；具有严重妊娠期并发症、分娩时第二产程延长、难产的产妇；较低的经济地位；非计划内怀孕等。

但并不是说具有上述危险因素的孕妇就一定会患产后抑郁。只要家人、自己重视心理健康，注意排解不良情绪，主动寻求心理帮助，产后抑郁症就会远离产妇。

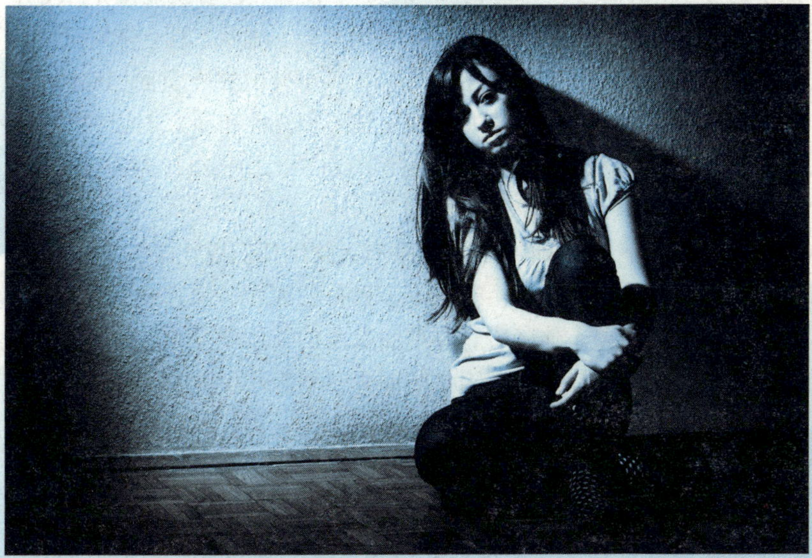

女性青春期激素水平的剧烈变化和社交发展也影响了青春期女性抑郁症的发生。小英正在上初三，一上学就觉得肚子疼，有时候还喘不上气。“我突然觉得老师讲课速度快了，一下子讲那么多内容，我记不住，也跟不上。”小英说，学习成绩下降了，就不想和以前的朋友在一起了，觉得自己低人一等。青春期女性抑郁症有其特殊表现，主要反映在人际关系的损害和学习功能的下降上。此时，患者还会出现一系列躯体症状，除了小英的症状外，通常还包括偏头痛、食欲不振、体重减轻等。此外，有些女孩还会感到极端无聊、和家长对着干以及故意学坏等。

在我们门诊中发现18岁以下的中学生抑郁患者越来越多。这些孩子常被误认为是厌学,在治疗上走了不少弯路,有的休学半年、1年,仍没效果,最后被带到医院检查,才被发现是患上了抑郁障碍。青少年抑郁障碍常表现为不愿意上学,老师、家长容易单纯认为是厌学,或是“学校恐惧症”,把患者的病理状态当成思想问题,一味进行说服开导,结果越教育孩子的症状越严重。抑郁障碍和厌学、学校恐惧症有明显差异,厌学、学校恐惧症学生,离开校园、学习环境,大部分心境状态就会恢复正常,而抑郁障碍孩子,无论是在学校还是在家中,甚至外出旅游,负面抑郁情绪通常都会一直持续，变得少言寡语,缺乏学习积极性和动力,对以往感兴趣的事物也觉得平淡乏味,自我封闭,甚至有自杀的念头或行为，有时情绪不稳定,易激惹,甚至出现兴奋、狂躁等。

儿童也是一个特殊的群体，需要有人帮助他们战胜抑郁症。

一个正常的小孩，会由于搬家、爱畜的死亡、家人或朋友的死亡而发生抑郁的现象。伴随着青春期而发生的荷尔蒙变化，也会引起抑郁症的发生。抑郁症的表现因年龄而异，岁数小的儿童会对食物和游戏缺乏兴趣，会发火，并且会减轻体重。大一点的儿童和青少年会失去对自己和家人的兴趣。家长应当提供爱和支持，帮助抑郁的孩子恢复自信心。家长和大夫应当常问孩子的感觉，并一起讨论这种感觉。

面对这样的孩子，父母的支持很重要。家长首先要带他们到医院就医。而在家中，父母不要硬逼着孩子上学，更不要板起脸教训他们。在医生确诊后，最好告诉孩子真实的病情，更重要的是，要告诉孩子抑郁症是可以治愈的，鼓励他们配合治疗。

二、被扶进诊室的工程师

生活的困苦、工作的压力、年龄的增长……生命中太多的因素会促进抑郁的形成，认识抑郁的世界，安抚自己那颗冲动不已的灵魂，让周围的人理解我们的心情，在鲜翠欲滴、碧绿如画的人生路上让自己那颗被红尘烦扰的心沉静安详……

案例介绍

病史回顾：在我们的社会生活中，总有一部分人过着比较富裕的日子。杨东升就是这样一个得天独厚的人之一。他是某研究院高级工程师，负责省级重点项目的审查工作，平日工作成绩卓著、作风泼辣干练、为人豁达开朗、能够吃苦耐劳，没有什么患病史。

正如其他的白领一样，杨东平衣着光鲜地出现在都市的街头，傲然行走，脚步匆匆地迈向自己的研究所，他这急促的脚步，好像在告诉着路人他有许多工作要做，很忙。电脑、电话、传真是他最亲密的工作伙伴，他的竞争对手不计其数，所以尽管已经接近60岁了，他还是时刻准备接受新信息、新知识，不断提高自己。

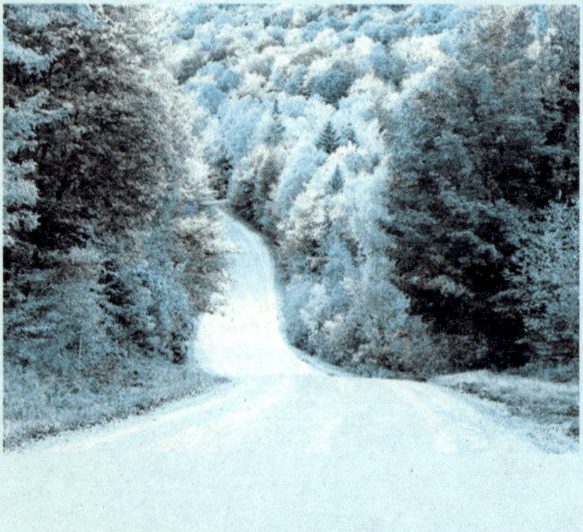

两年前的某一天早晨，西装革履的杨东平在家人的搀扶下走进了精神科的诊室。他走路的姿势却并不与他白领的身份相称，当然那个时候医生并不知道他的具体情况。一般情况下在精神科被搀扶着进来的，要么是躯体状况非常差，要么是亚木僵患者。所以，医生很快意识到这又是一个比较麻烦的患者。

杨东平升是刚从某综合医院转来的。家人出示了患者的腰部核磁扫描片，其影像学诊断报告书写明系轻度椎间盘膨出。骨科医院的临床诊断是：1. 腰3～5椎间盘轻度膨出；2. 疼痛综合征。按照椎间盘膨出系统治疗已经1月余。按骨科医院医生的意见轻度椎间盘膨出经过系统治疗应该疼痛缓解，而患者的疼痛非但没有减轻，而是逐渐加重，所有情况越来越糟。家属在听取朋友的建议后决定来我院试试。

与精神科医生的交流：第一次看见杨东平，医生能够很明显地感觉到知识分子的一种傲气和对精神科医生的不屑一顾。尽管如此，对于医生的问话，他还是有条不紊、思路清晰地解释和说明。这让医生很快地掌握了他的病史。正如许许多多以躯体不适为主要表现的患者一样，杨东平并不认为自己需要精神科医生的帮助，而是说为了使家属放心才到精神科来排除一下。

当然，面对检查结果阳性的患者来说，精神科医生第一考虑的还是躯体疾病。不过杨东平既然已经从骨科医院系统治疗了1个月，对于他是否还存在精神科方面的问题也是医生要考虑的因素之一。

医生很快来到检查床前，边问诊边准备进行体格检查。

“医生，别动我的腰！”杨东平面对走向自己的医生说道，“我的腰第3～5椎间盘脱出严重，你一动就怕我的腰会断！”

杨东平的表情十分的焦虑。

一个成熟的精神科医生的临床思路总是要先考虑躯体疾病的可能性，然后从抑郁、躁狂、精神分裂、应激反应、药物依赖等一路排除过来，并从排除中获得明确的诊断。因此针对杨东平的问题，医生第一考虑的还是让他详细地叙述自己的体会，以期从他的叙述中获得有益的信息。

看到医生对自己疾病的关注，杨东平讲述自己的腰疼已经有半年时间了，因为工作忙的缘故，一直拖着没有去治疗。直到1个月之前，腰疼已经十分严重，明显地影响了工作，不得已到骨科医院治疗。接着杨东平就开始抱怨骨科医生对自己的怠慢，包括不能很好地听自己的叙述，态度恶劣，不了解自己的病情就让人做腰部核磁扫描，有了诊断结果又不好好的给自己看，以致自己的病情越来越严重。

考虑到骨科医院是本市的正规医院，轻度椎间盘膨出的检查结果应该可信，而针对轻度椎间盘膨出的治疗也应该是比较正规的。轻度的躯体疾病和正规的治疗后他的病情仍然越来越严重，很显然目前他的病情还需要考虑其他因素。

“半年前有没有过类似的症状？”医生问。

“最近十来年时间里有过几次类似的发作，但是都不严重，休息几天就好了。”杨东升的叙述清晰明了，“所以那几次我并不认为和这次发作有关系。因为这次特别的严重，到医院治疗了这么长时间都没有效果。”

“最近半年你的情绪怎么样？”医生接着问。

医生的第一反应就是要排除抑郁症的诊断。

“刚开始还可以，但是最近情绪越来越失控了。”杨东平回答道，“因为感觉自己的病情太严重，而医生又不会看，已经影响我的工作和研究了。”

“他现在和小孩一样，爱哭！”旁边的家人插了一句，“真是越活越倒退了。”

“你家人说的是真的吗？”医生接着问。

“是真的。哭是因为疼得受不了，家里人和医生又都不理解我。”杨东升回答道。他的表情愁容满面，对自身疾病的担心已经占据了他全部的生活。

“你的睡眠情况如何？”医生继续问道。

“睡眠很差。不过你问这些问题做什么？”杨东平显得有些不耐烦了，“你只要说我是不是精神病就行了！”

“我需要了解你的情绪、睡眠和饮食状况、对生活的兴趣和信心以及你的活动情况。这样我才能排除你是不是精神科的病人。”精神科医生经常需要这样对病人解释，不管病人对医生的态度是如何的恶劣。

听到医生对自己的生活和情绪状况这么关心，杨东平似乎有些感动。对于自身状态的描述也多了起来。他在最近的半年里，几乎天天都感到头痛头昏，周身乏力，腹胀不适。腰部的疼痛其实也不是固定的，有时候是游走性的。昨天感觉是腰疼，今天就会变成腿痛，明天说不准又会哪一块疼痛，不过他总觉得都是神经压迫的症状。近来越来越容易疲劳、无力，动作也越来越少，行动比较缓慢，走路时迈的步子也很小，一走路就心跳、气短，活动多了一点，立刻胸闷、憋气。只是呆坐在那里也是弯背屈膝，没有一个舒服的姿势。家人和朋友常说他面无表情，双目凝视，对外界无动于衷。饮食状况也很差，见了饭菜，无论是粗茶淡饭还是山珍海味，只是把它们当做一项任务来完成的，没有食欲，长期便秘。

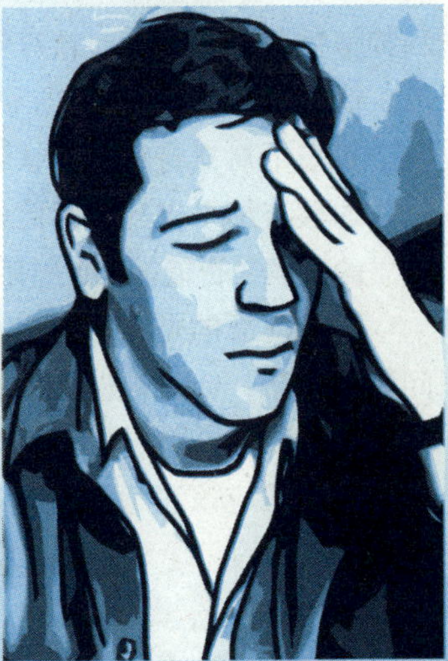

最让杨东平感到痛苦的是睡眠。好不容易睡着了，一个接一个地做梦，经常是噩梦连连，把自己吓得不知如何是好……早晨，天不亮，四五点钟就醒来，躺在被窝里犯愁，发愁新的一天又来了，如何打发这一天。他觉得世界上没有再比他活得更累的人，还不如早点死了舒服。每天凌晨成为他一天中最痛苦的时刻。

白天工作感到昏昏沉沉的，提不

起精神，工作只能勉强去完成。他经常也说："我什么都不能做了；我只剩下一个空的躯壳，一切都完了，只有一死了之……"

这样的心情没有办法向人诉说，没有人会有耐心听自己的叙述，当然就算是有人听，那又有什么用？自己是个高级工程师，自己的心情当然需要自己去排解。

有时候自己也会想，因为年龄大了，所以身体的毛病慢慢地就成为了常态，也许自己真的得了连医生也不能诊断的怪病，这在医学上不是常有的事情吗？

情绪不好只能怪自己，也只能靠自己慢慢去调解。身体的痛苦才是最折磨人的，所以一直在骨科医院诊断和治疗。

案例分析

杨东平是个高级工程师，工作福利好、收入高、职位稳定，是令人羡慕的职业。他的妻子已经退休在家，照顾自己的孙女。儿子和儿媳妇都很懂事，并且都有稳定的工作。虽然自己将近60岁，但因为是高级工程师，目前还不用担心退休。这样的生活条件怎么会让人把他和抑郁症联系在一起？就算医生告诉他精神科的诊断，不但他不会相信，他的家人也不会相信。

杨东平对自身状况的认识还是比较清楚的，而且也有腰部核磁扫描片的检查结果支持，因此骨科医院腰3～5椎间盘轻度膨出的诊断是成立的。但是否能够因此排除精神科的诊断呢？

应当注意的是，抑郁症病人的躯体不适常常最先被发现，而情绪问题被忽略，因此被误认为躯体疾病或神经衰弱，由此而耽误治疗。因此，如果病人总是诉说身体不舒服，而又查不出任何相应的躯体疾病，我们就应该注意观察病人的情绪表现，问问他们的心情如何，有没有对事物的兴趣下降，尤其是半夜醒来后想些什么？

随着问诊的深入，医生很容易地发现患者同样存在情绪障碍、睡眠障碍、饮食障碍、超过躯体疾病的各种痛苦以及想死的念头。这些症状都是典型的抑郁症诊断得以成立的要素。当然我们需要鉴别躯体疾病伴发的精神障碍。

本案例中我们可以看到患者确有腰椎间盘膨出，所以疼痛现象很正常，能够解释患者的部分症状。但进一步询问病史发现这种疼痛并非首次发作，近10年中曾有几次短时间的疼痛，每次休息几天均完全缓解，丝毫没有影响到生活与工作能力，既往的检查已经提示椎间盘膨出。而这次症状明显不同，但椎间盘膨出并未加重。所以我们不得不进一步思考：该病案会不会存在精神疾病？一般情况下，我们在做出精神疾病诊断时，一定要完全排除掉脑器质性精神障碍及躯体疾病所致精神障碍。本案例给我们的印象是症状与体征的不吻合，还有相当丰富的情绪症状，我们考虑抑郁症的诊断应该是相对谨慎的。实际工作中，抑郁情绪往往会加重躯体不适的体会，本案例正是比较典型的一种。

经常会遇见一些被诊断为慢性疼痛的患者，有的可以找到躯体疾病指征，有的没有。对这一部分患者要高度警惕，做好详细的问诊及病史采集；对非专业人士则应该在综合医院诊察之后尽早来专科医院咨询。

在随后1年的门诊抗抑郁药系统治疗后患者完全康复。不幸的是患者缺乏对抑郁症的真正认同即开始停药，停药半年症状再次出现，很快第二次接受治疗。时至今日，患者小剂量服药，生活工作一切如常。

相关知识链接与思考

1.白领的抑郁

白领是指有教育背景和工作经验的人士，是西方社会对企业中不需做大量体力劳动的工作人员的通称，又称白领阶层，与蓝领对应。白领族是一个从西方传来的生活形态定义，经常拿来代表领较多薪水的专业人士。

他们一般工作环境比较优越，穿着整齐，包括技术人员、管理人员、办事员、推销员、打字员、速记员、文书、会计、店员及教师、医生、律师、普通职员等。这些人的经济收入和工作较好。

白领阶层普遍具有紧张感和焦虑感，这是白领阶层的一个显著特征。在白领的职业领域里，大多数岗位的竞争是非常激烈的。今天的高薪职位，明天可能因为一项新的人事变动，或者行业的变化而变得一文不值。《谁动了我的奶酪》一书上架后，在上海的白领中间迅速传阅，不少大公司雇员几乎人手一册。一些白领人士开始向心理顾问寻求帮助，以缓解竞争压力。

白领人群因为工作的特性，决定了缺乏运动和体质保养时间。现实生活中工作压力大，心理负担重，以及情绪紧张的时候，植物神经系统会出现紊乱，影响身体其他系统的机能。焦虑和抑郁在白领中越来越多见。

正常人在面对困难或有危险的任务，预感将要发生不利的情况或危险发生时，可产生焦虑（一种没有明确原因的、令人不愉快的紧张状态），这种焦虑通常并不构成疾病，是一种正常的心理状态。焦虑并不是坏事，焦虑往往能够促使你鼓起力量，去应付即将发生的危机(或者说焦虑是一种积极应激的本能)。只有当焦虑的程度及持续时间超过一定的范围时才构成焦虑症状，这会起到相反的作用——妨碍人应对处理面前的危机，甚至妨碍正常生活。可能在大多数时候、没有什么明确的原因就会感到焦虑，而事实上什么都做不了。

焦虑症状指的是病人充满了过度的、长久的、模糊的焦虑和担心，这些担心和焦虑却没有一个明确的原因。这些担心、焦虑与正常的、由现实危机引起的担心、焦虑很相像。比如他们会整天为家里的经济情况而担忧，即使他们的银行账户上的存款远远超过了六位数;或者他们会整天为自己孩子的安全担心，害怕他在学校里出了什么事;更多的时候他们自己也不知道为了什么，就是感到极度的焦虑。

焦虑的症状包括以下4类：身体紧张、自主神经系统反应性过强、对未来无名的担心、过分机警。这些症状可以是单独出现，也可以是一起出现。

身体紧张：焦虑症患者常常觉得自己不能放松下来，全身紧张、面部绷紧、眉头紧皱、表情严肃、唉声叹气。

自主神经系统反应性过强：焦虑症患者的交感和附交感神经系统常常超负荷工作。患者出汗、晕眩、呼吸急促、心跳过速、身体发冷发热、手脚冰凉或发热、胃部难受、大小便过频、喉头有阻塞感。

对未来无名的担心：焦虑症患者总是为未来担心。他们担心自己的亲人、自己的财产、自己的健康。

过分机警：焦虑症患者每时每刻都像一个放哨站岗的士兵对周围环境的每个细微动静都充满警惕。由于他们无时无刻不处在警惕状态，影响了他们的生活和工作，甚至影响了睡眠。

白领的抑郁和其他抑郁症病人的症状基本类似，有时候由于受自身条件的影响而变得更加隐蔽。情绪低落、思维迟缓和言语行为减少仍然是最主要的表现，伴随的往往是睡眠问题、饮食问题、躯体不适等症状。受到低落情绪的影响，白领人群会倾向于把模棱两可的、甚至是良性的事件解释成危机的先兆，倾向于认为坏事情会落到他们头上，认为失败在等待着他们，也会倾向于低估自己对消极事件的控制能力。

2.慢性疼痛与抑郁

慢性疼痛是指持续1个月以上（以前为3个月或半年）的疼痛，也有人把慢性疼痛比喻为一种不死的癌症。一般而言，急性疼痛是一种症状，慢性疼痛则是一种疾病，也是预示人体其他部位可能出现健康危机的“警报器”。

人体的许多部位都会遭到各种慢性疼痛的频繁“侵袭”。通常，慢性疼痛主要包括肌筋膜劳损、颈椎病、椎间盘突出症、三叉神经痛、四肢关节痛、骨质疏松症、癌痛、带状疱疹后遗神经痛、偏头痛、肩周炎、网球肘、脉管炎、截肢后痛等40多种。常坐办公室的白领是颈椎痛、椎间盘突出的高危人群。

颈椎病是颈椎的一种劳损退变疾患，与长期的颈部动作不正确有关。严重者可以压迫通向上肢的神经根或通向脑子的椎动脉而引起臂至指的酸麻痹痛或眩晕耳鸣，甚至压迫脊髓和神经中枢，从而导致患者四肢无力、走路不稳。

腰椎间盘突出症是一个多发病、常见病，它主要因椎间盘劳损变性、纤维环破裂或髓核脱出等，刺激或压迫脊神经、脊髓等引起的一系列症状群的总称。胸椎间盘突出可有多种多样的表现，易与心脏、肺或腹部疾病相混淆。同时可有括约肌功能紊乱、大小便及性功能障碍；亦可出现神经营养障碍，下肢常有久治不愈的慢性溃疡等。有时患者可被误诊为神经功能症或癔症而长期误治。当出现脊髓受压时将产生广泛的症状，从轻微的疼痛和感觉异常到明显的瘫痪，可出现尿失禁和下肢无力，且病情发展迅速。

95%以上的腰椎间盘突出症患者有腰痛症状。患者自觉腰部持续性钝痛，平卧位减轻，站立则加剧，一般情况下尚可忍受，腰部可适度活动或慢步行走，另一种为突发的腰部痉挛样剧痛，难以忍受，需卧床位息，严重影响生活和工作。

80%患者出现下肢放射痛，常在腰痛减轻或消失后出现。表现为由腰部至大腿及小腿后侧的放射性刺激或麻木感，直达足底部。重者可为由腰至足部的电击样剧痛，且多伴有麻木感。疼痛轻者可行走，呈跛行状态；重者需卧床休息，喜欢屈腰、屈髋、屈膝位。

下肢麻木多与疼痛伴发，少数患者可表现为单纯麻木，有少数患者自觉下肢发冷、发凉。主要是因为椎管内的交感神经纤维受到刺激所至。间歇性跛行的产生机理及临床表现与腰椎管狭窄相似，主要是由于髓核突出的情况下可出现继发性腰椎管狭窄症的病理和生理学症状。

中央型髓核脱出症可以出现马尾神经症状，临床上较少见。可出现会阴部麻木、刺痛，大小便功能障碍，女性可出现尿失禁，男性可出现阳痿，严重者可出现大小便失控及双下肢不全性瘫痪。

慢性疼痛的频繁“发威”会使人出现睡眠紊乱、食欲缺乏、对周围事物的兴趣缺失，进而出现典型的抑郁症状，致使不少病人因无法忍受长期的疼痛折磨而选择自杀。因此，慢性疼痛有可能成为抑郁发作的一种诱发因素，当患者的慢性疼痛久治不愈时一定要警惕抑郁发作的可能性。诱发抑郁产生时慢性疼痛的病情有可能加重，从而产生恶性循环。

当然有些抑郁症的病人也存在与躯体病变不符的慢性疼痛，值得我们在病史中详细鉴别。

3.抑郁症的诊断标准

中国精神疾病(心理障碍)分类与诊断标准中抑郁症的诊断标准：抑郁发作以心境低落为主，与其处境不相称，可以从闷闷不乐到悲痛欲绝，甚至发生木僵。严重者可出现幻觉、妄想等精神病性症状。某些病例的焦虑与运动性激越很显著。

诊断标准包括了症状标准、严重程度标准、病程标准和排除标准。

首先患者应该具备抑郁症的症状，并且符合精神医学规定标准，以心境低落为主，并至少有下列症状中的4项：①兴趣丧失、无愉快感；②精力减退或疲乏感；③精神运动性迟滞或激越；④自我评价过低、自责，或有内疚感；⑤联想困难或自觉思考能力下降；⑥反复出现想死的念头或有自杀、自伤行为；⑦睡眠障碍，如失眠、早醒，或睡眠过多；⑧食欲降低或体重明显减轻；⑨性欲减退。

具备了以上4项症状以外，患者还必须要有社会功能受损或者给本人造成痛苦或不良后果。

患者的患病时间要符合症状标准和严重标准至少已持续2周。最后还要排除器质性精神障碍或精神活性物质和非成瘾物质所致抑郁。

抑郁发作的症状分为两大类，可以粗略地将之分别称为核心症状和附加症状。

抑郁发作的核心症状有3条：抑郁心境，对个体来讲肯定异常，存在于一天中大多数时间里，且几乎每天如此，基本不受环境影响，持续至少2周；对平日感兴趣的活动丧失兴趣或愉快感；精力不足或过度疲劳。

抑郁发作的附加症状有7条：自信心丧失和自卑；无理由的自责或过分和不适当的罪恶感；反复出现死或自杀想法，或任何一种自杀行为；主诉或有证据表明存在思维或注意能力降低，例如犹豫不决或踌躇；精神运动性活动改变，表现为激越或迟滞；任何类型的睡眠障碍；食欲改变（减少或增加），伴有相应的体重变化。

4.有些心情不能被理解

长久以来，我们的社会、周围的人甚至抑郁症患者本身都对抑郁症这种疾病抱有一种错误的认识：性格软弱、缺乏进取心、自暴自弃、喜欢自虐等。患者自己对疾病的偏见会给他带来双重痛苦，使他越来越难以面对现实，更会为自己的现状感到自责万分，好比一个糖尿病患者为自己的糖尿病自责不已。无论是自我责备（“都是我的错”）还是推卸责任（“都是别人的错”）的想法，对于患者来说都毫无用处。他只有在康复以后才能够作出合理的反省，而不是在抑郁症发病期。对于患者周围的人来说，他们或许只看到他过分的悲伤。起初会表示理解同情，渐渐地也会不耐烦：“他现在是不是也应该振作一点了！”但是我们会去责备一个老慢支患者一直咳嗽吗?

如今的医学研究已经证实，抑郁症是一种由大脑某些生物指标改变而引起的真正疾病。当然，这一结果并不是让所有的患者都去吃药，而是让我们所有人都去尊重理解抑郁症患者的痛苦，正如我们尊重理解糖尿病、高血压患者的痛苦一样。抑郁症不是单纯的“想不开”或“思想问题”，患者并不像我们想象的那样容易振作起来。

患抑郁症，不是患者为摆脱现状而选择的结果。与抑郁症抗争，患者需要的不是周围人的看法，而是治疗；不是周围人的大道理或抱怨，而是帮助、支持、建议，或者更简单地说是理解和照顾。那么为什么世人会难以接受抑郁症是一种疾病的观念呢？

首先，这是一种看不见的痛苦。没有伤口，没有流血，没有可以测量的指标，也没有实验室数据可以明确地作出诊断。没有皮疹，没有体温，没有肿块，X光照不出，抽血验不出……尽管现在的神经影像学已经能够发现抑郁症的大脑病变，但由于复杂昂贵，使用者甚少。所有的依据只是患者自己的感觉以及他所表现出来的行为。

其次，在别人眼中，抑郁症很容易和所谓的“状态不佳”混淆。正常人在外界条件严酷时会或多或少做出抗争等反应，而真正的抑郁症患者在这种情况下通常只会不知所措。旁人看见的往往是患者的情绪问题和一些令人生厌的行为（患者常常无法完成本应属于自己的工作，而这些事只能由家人、同事代劳），偏偏这些问题在正常人群中或多或少都曾经出现过，也都曾经被克服过。

第三，归因过于明显。普通人群经常喜欢把患者的抑郁情绪归结为某些特定的诱因，如“父母的教育问题”“没有进取心”“性格软弱”“工作压力太大”“遗传”“失恋”“人际关系不好”……

这一切就是偏见所产生的原因，导致抑郁症患者的心情没有人能够理解。

5.对抑郁症的认识

抑郁症是一个人们了解较早的疾病。但人们往往羞于承认自己患有精神疾病而不予重视。其实，在正规的精神病专科医院，医生通过检查和问诊能很快确诊抑郁症。目前也有许多有效的药物治疗抑郁症。绝大多数患者经过治疗，病情都可得到改善。抑郁症主要改变人的情绪，不影响人的智力及身体发育。所以，已患抑郁症的患者完全可以放心，只要积极治疗，完全可以正常的生活工作。

我们的生活中，充满了大大小小的挫折和失败，很多人都会经历失业、离婚、失去心爱的人，或其他各种痛苦。每当这些时刻来临的时候，我们都会体验到悲伤、痛苦、甚至绝望。通常，由现实事件引起的抑郁和悲伤，是正常的、短暂的，有的甚至有利于个体的成长。但是，有些人的抑郁症状并没有十分明确、合理的外部诱因；另外一些人，虽然在他们的生活中发生了一些负性生活事件，但是，他们的抑郁症状持续得很久，远远超过了一般人对这些事件的情绪反应，而且抑郁症状日趋恶化，严重地影响了工作、生活和学习。

抑郁时的心境与人们所熟知的悲伤相似，但较持久，病人情绪低落，整日忧心忡忡，愁眉不展，唉声叹气。重则忧郁沮丧，悲观绝望，总觉得“一年三百六十日，风刀霜剑严相逼；明媚鲜妍能几时，一朝漂泊难寻觅”。患者自我评价甚低，以致生趣漠然，常感到“度日如年”“生不如死”。他们越是自责自罪，越产生消极的想法，美

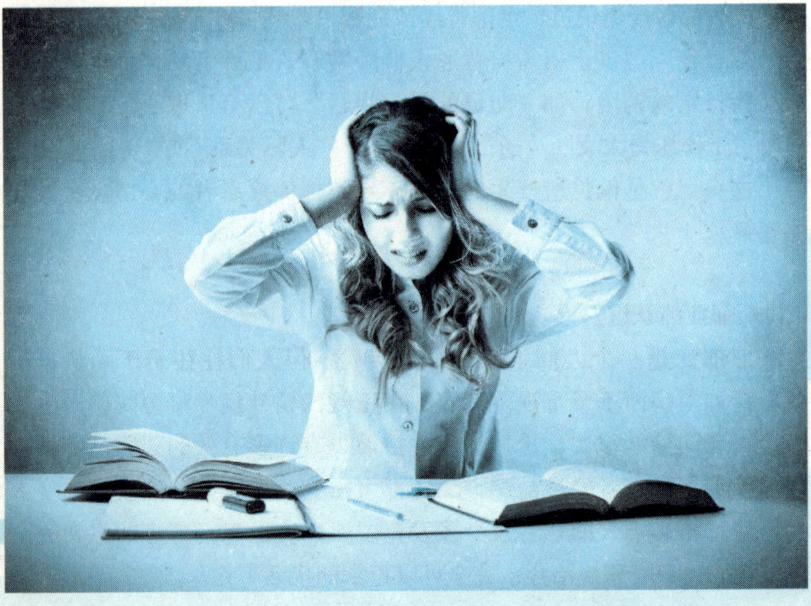

好的世界在他们眼里变成一片灰色。

具体说来，抑郁症症状与正常的情绪低落的区别在于：前者在程度和性质上超越了正常变异的界限，常有强烈的自杀意向，可具有植物神经或躯体性伴随症状，如早醒、便秘、厌食、消瘦、性机能减退、精神萎靡等，此外，往往还伴有精神病症状或神经症的表现。

典型的抑郁症并不难识别，但多数抑郁症患者并不总是表现为终日唉声叹气、以泪洗面和寻死觅活。许多抑郁症的表现形式不易被察觉。

微笑型抑郁：这类患者虽有抑郁的主观体验，但在旁人面前却总是有说有笑，但是很难察觉到他是强颜欢笑。

勤勉型抑郁：典型的抑郁症患者往往做事提不起精神、不愿动、工作效率低，而有些患者却表现为工作狂。他们全身心地投入工作，终日忙忙碌碌，最怕闲下来。

隐匿型抑郁症：以躯体不适为主，抑郁情绪却不明显。这类患者多辗转于内、外科求治，做了许多不必要的检查，有些易被误诊。这类患者在我国较为多见。

上述几种抑郁症由于不典型，故容易被忽视或误诊，使病人长期陷于痛苦而不能自拔。故早期识别非常重要。

6.成为一个乐观的人

让我们感觉幸福的一生，并不光取决于那些狂喜的时刻，而是生命中时常出现的那些令人愉悦的时光（微小的幸福）的汇合。这些微小的幸福（一个友好的表示，阳光明媚、鸟语花香的早晨，孩子给你画的肖像，一封好友的邮件……）随处可见，只可惜人们往往后知后觉，“幸福啊，当我意识到你的时候你却已经远离……”。日常生活中的压力、消沉和忧虑常常使我们的双眼蒙蔽，看不到近在咫尺的幸福。很显然，抑郁让我们更不可能轻易察觉它们。这就是为什么当症状稍一缓解，就应该马上开始努力恢复我们品尝微小幸福的能力。就像我们的体能一样，这种能力也是可以靠后天培养的。乐观的心态可以协助抑郁的人群寻找自身的幸福，抵御抑郁的杀伤力。培养幸福就从培养乐观的心态开始着手。

乐观的心态对于抑郁症来说真的很有意义吗？我们又如何实现乐观的心态来远离抑郁呢？

首先，乐观是心胸豁达的表现。比地大的是天空，比天大的是人心。心胸豁达的人是真正的强者，乐观则是他们的情绪体验。乐观者能应付生活险境，掌握自己的命运。邓小平的心胸就很博大，在他80岁高龄时，联邦德国总理科尔问他“长寿秘诀”，邓小平回答说：“天塌下来我也不怕，有大个的顶着。”乐观的人即使事情变糟了，也能迅速作出反应，找出解决的办法，确定新的生活方案。乐观的人不会对事业表现出失望、绝望，正如EQ中所说：悲观的心态泯灭希望，乐观者则能激发希望。

第二，乐观是生理健康的法宝。目前的医学已经进入“生物-心理-社会医学模式”，奠定了情绪影响健康的基调。情绪不仅是一种心理体验，也是一种物化过程。研究者发现，绝望导致早死。老年丧偶后的半年里，死亡率比同龄人高出6倍。悲观破坏免疫功能，悲观不仅会造成代谢功能的失调，如心率、血压、消化功能的紊乱，而且会使内分泌破坏或降低免疫功能。快乐会使生病的人忘记痛苦，甚至会使生病的人比常人活得久。

第三，快乐是人际交往的基础。我们给予别人欢乐，我们也会得到欢乐。在人与人相聚时，我们快乐的心情、微笑的表情、诙谐的语言会像春风温暖别人的心，引发大家的笑声，驱除心中的烦恼。当人们从我们这里得到美好的心灵享受之后，会油然产生一种感激之情和赞赏的目光，觉得我们有种“精神引力”愿意与我们交往。

第四，乐观是工作顺利的条件。知足常乐指的是心平气和地对待当前的各种境遇，确定一个切实可行的可望可及的追求目标，不要有过高的奢望，也不要过低看待自己。乐观地对待自己的工作，是工作顺利的条件，期望过高或总是感受到不如意，其工作反而不顺利，进而产生悲观失望之感，处于一种恶性循环的情绪与行为之中。

第五，乐观是避免挫折的手段。所谓的乐观是指面对挫折仍坚信形势和情境必会好转。从EQ角度看，乐观是让困境中的人不致流于冷漠、无力感、沮丧的一种心态。美国堪萨斯州大学心理学家史耐德经研究发现学生的成绩与其心态是否乐观有决定性的关系。当你设定某科平均成绩80分时，你考了60分，最乐观的学生决定要更用功，并想得到补救的方法；次乐观的学生也想到一些方法，但缺少实践的毅力；最悲观的学生则宣布放弃。

那么如何成为一个乐观的人呢？①利用镜子技巧，使你脸上露出一个很开心的笑脸来，挺起胸膛，深吸一口气，然后唱一小段歌，如果不能唱，就吹口哨，若是你不会吹口哨，就哼哼歌，记住自己快乐的表情。②坚持微笑待人，俗话说：笑一笑，十年少。笑可以使肺部扩张，促进血液循环。③学习运用幽默。幽默是能在生活中发现快乐的特殊的情绪表现，可以从容应付许多令人不快、烦恼、甚至痛苦、悲哀的事情。④用欢乐促进人际关系，在寝室就寝前讲几段笑话或提议回顾小品、相声中的片断。⑤忘却不愉快的经历和事情。培养广泛兴趣，既充实生活，保持心情愉快，也可以作为化解紧张情绪的手段。⑥多参加有益的文体活动。培养活泼进取、开朗、积极参与的生活态度，在平凡稳定的生活中创造追求的源泉，谱写快乐的人生。⑦对环境和他人不要提出不切实际的非分要求，告诉自己快乐的核心是自我满足。⑧当别人试图激怒你时，自我暗示：“我是一个豁达的人，一个胸如大海的人”。⑨制定座右铭。每当紧张出现时，想起自己的座右铭如“我是一个冷静的人”，然后进行自我放松。⑩假如有疾病产生，告诉自己人生不以绝对时间长短论好坏，而以质量论高低。快乐的过一天比烦恼的过一年都有意义。

7.比抑郁更可怕的是无知

人们对于疾病经常采用的一种方式就是“讳疾忌医”，这实际上是无知的一种表现。传说中，鸵鸟遇到危险时会把头埋入草堆里，以为自己眼睛看不见就是安全（不过现在有说法认为这其实是种误解）。后来，心理学家将这种消极的心态称之为“鸵鸟心态”。事实上鸵鸟的两条腿很长，奔跑得很快，遇到危险的时候，其奔跑速度足以摆脱敌人的攻击，如果不是把头埋藏在草堆里坐以待毙的话，是足可以躲避猛兽攻击的。“鸵鸟心态”是一种逃避现实的心理，不敢面对问题的懦弱行为。

抑郁症是一个人们了解较早的疾病，但人们往往羞于承认自己患有精神疾病而不予重视。其实，在正规的精神病专科医院，医生通过检查和问诊能很快确诊抑郁症。目前也有许多有效的药物治疗抑郁症，如氟西丁、帕罗西丁、阿米替林等药物。在看护上应注意防止自杀，要保管好家中刀具、绳索等各种可能用于自杀的物品。绝大多数患者经过治疗，病情都可得到改善。

许多人都想要知道抑郁症的结局是什么？抑郁最恶劣的后果就是导致自杀和同情性他杀，给社会和家庭造成极大的影响。抑郁症的结局最终取决于对疾病的认识和医疗干预的结果。在临床实践中，我们经常遇到一些患者和家属对于精神科疾病的不理解，以至于最终错误的失去了最好的治疗时机，有时候还付出了生命的代价。

被抑郁困扰的人，其实常常拥有一些很优秀的品质。他们敏锐，理智，富有创造力，不满足于平庸，对生活品质有很高的要求。他们相信幸福要靠自己奋斗，也相信只要一切做得正确，世界就会色调明快，笑容灿烂，结局美满——就像小学课本的插图或者广告和流行剧集形容的那样，无论多么重大的问题，都可以在短时间解决；好人不会永远受伤；关键时刻总有人伸出援手；只要坚持度过黑暗时刻，前面必然是光明坦途……这些，应该没有错。这是我们从小接受的教育。可是这样的信念体系无助于我们正确判断在现实世界解决问题时

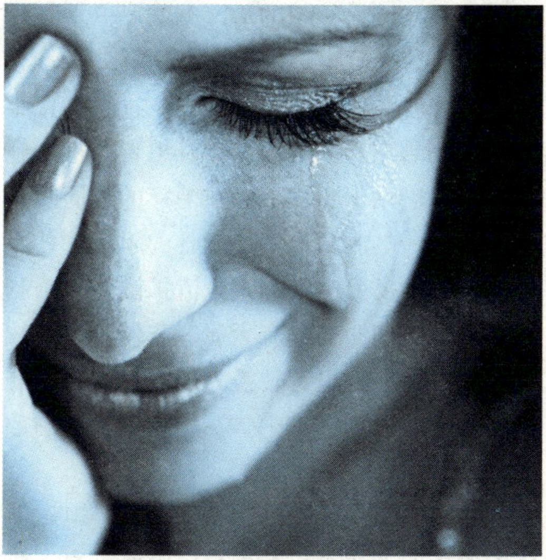

需要的努力和耐心。

对于抑郁症的错误理解中，精神科药物治疗经常会被认为是没有必要的，这确实是无知者的最大悲哀。如果我们少了一只臂膀，我们是否会伤心？是否会觉得自己卑微？是否会怀疑那些健康的人微笑的背后都藏着冷齿？失去了臂膀，我们会发现很多的事情都无法继续；失去了臂膀，我们会发现无论怎样努力只是残缺，尽管我们会很努力地去做。所以我们需要完整的臂膀，需要完整的感觉。这支臂膀就是抗抑郁症药物。

人们总是难以理解，对于肢体的残缺可以有假肢，为什么对于精神的障碍总是嗤之以鼻或报以更深的歧视？肢体的疾病与大脑的故障难道就真的是无法以平等相视？我们靠着药物坚强的活着，就如同带着假肢的人儿。手臂不够强壮我尚可努力锻炼强健之，然而如果没有了，你要我们怎样努力？我们的追求只是更好地活着，快乐、幸福，也是为了完整。我们都是坚强的人，我们都在为同一类疾病做抗争！

归纳而言，对于抑郁症我们要有正确的认知和面对疾病的态度，不要回避，积极治疗，承认精神科医生的帮助和抗抑郁药物的支撑作用，痛并快乐的活着！

8.重复经颅磁刺激治疗

除了药物和心理治疗，对抑郁症而言，还有很多物理治疗疗效较佳。在本节中，我们简单介绍一种精神科领域的治疗方法——重复经颅磁刺激疗法。

重复经颅磁刺激疗法的出现有着漫长的科学发展史。过去一百年来，精神科医师常用电刺激疗法来治疗抑郁、躁狂症等患者，每次施行治疗需要先将病人麻醉，再将电极贴于头皮上，在治疗的数周间，病人会有记忆的暂时性减退。此外，电刺激疗法受颅骨的阻碍，并不能准确将刺激电流送入特定的脑区，反而是将刺激电流扩散到整个脑部。相较于电刺激疗法，重复经颅磁刺激器具有无痛、非侵入性及较能准确定位的特性，重复经颅磁刺激器将电流转换为磁场，再利用磁场可穿透非导体的特性，重复经过颅骨送入脑中，在相对位置下的数公分处，产生感应电流。

重复经颅磁刺激在认知神经科学领域的发展，是从1831年电磁共生的理论开始的。该理论认为磁场的变化可以产生感应电流，直接将电流连接到神经细胞，会引发神经细胞活动，这个发现让我们知道神经细胞的活化与电流有关。1896年，科学家直接利用磁刺激的方式刺激视网膜，发现会产生光幻视现象，这是利用磁生电原理得到第一个生理上的效果。1982年磁刺激器问世，1985年巴克儿等人成功地利用磁刺激方式，刺激大脑皮质，使得相关研究迅速展开。

重复经颅磁刺激疗法的原理：由于大脑中的神经传导是需要电流的改变，重复经颅磁刺激就利用这个特性，以一种非侵入性、无痛且安全的方式，利用电磁管接触病人头脑的具体部位，直接对脑中特定区域发出强力但短暂的磁性脉冲，将磁场传输到颅脑，在人脑的神经线路上引发微量的电流，改变患者大脑异常的脑电波，促使大脑分泌一系列与抑郁、焦虑、失眠等疾病存在密切联系的神经递质和激素，以改善抑郁症状。重复经颅磁刺激疗法主要应用于服用抗抑郁药物无效的病人或服药产生头痛、恶心和失眠等副作用的患者，其优势在于其能够集中刺激病区，影响病人的前额叶皮层。

澳大利亚墨尔本大学菲兹吉那尔德和同事的一项研究表明，重复经颅磁刺激术对部分耐药的重型抑郁病人有效。菲兹吉那尔德和同事在60名使用抗抑郁药至少两个疗程却失败的门诊病人身上比较了重复经颅磁刺激术治疗组和安慰剂组。结果表明重复经颅磁刺激术治疗组明显优于安慰剂组，其平均蒙格马利·阿斯伯格抑郁等级量表分（MADRS）的减少超过50%并能改善病人多种认知功能测量时的成绩。尽管重复经颅磁刺激术需要的治疗时间更长，但费用较低。与电休克治疗相比，重复经颅磁刺激术的副作用更少，因为它没有记忆损害或麻醉引起的危险。

三、“呆若木鸡”的飞机制造设计师

感觉每天都过得很迷茫，不想开窗子，感觉有睡不完的觉，总是逼自己去睡，睡着了就什么都不用想。这样的我，悄悄隐藏自己的阴暗，一如既往地加入人群，让自己去笑，去交谈，却总是一瞬间接着又一瞬间的失语和难过……

案例介绍

病史回顾：有很多的病人给我印象深刻。至今我还记得去年的深秋，空中下着连绵的小雨，那天的病人不是特别的多，让我得以享受了10分钟专家门诊的清闲。

10分钟之后，诊室来了一对很安静的夫妇，女士低声耳语地告诉我：“医生，麻烦您耐心地给我丈夫开导一下，他已经3天没讲一句话了，在家动也不动地保持一个姿势，坐在椅子上假如没人主动引导他的话，会一直坐下去的。偶尔发出简短的哀叹声，除此之外房子里静的掉一根针都能听得到，几乎让人窒息。”

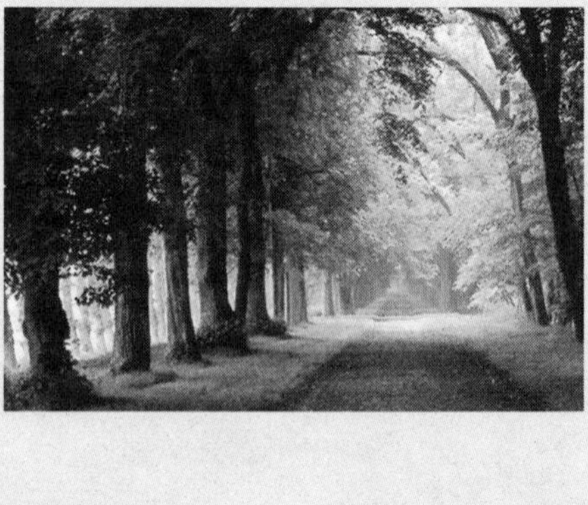

详细的病史叙述中，我知道了患者的名字叫做宁东升（化名），男性，50岁，某研究所飞机制造师。妻子是某中学老师，有一个男孩在英国读书。半年前患者没有什么明显诱因开始出现间断性的睡眠不好，不爱与人交往，随着时间的推移，宁东升渐渐地和家人也没有什么话说，3个月以前已经彻底不上班了，问其原因，总诉精力不足。近几个月来是最严重的，几乎不说一句话不做一件事。

由于在家里夫妻彼此很习惯给对方留有一定的心理空间，因此沟通本来就不多，所以刚开始的时候妻子也并不在意。最近由于情况越来越严重，才与亲戚朋友商量送来精神科治疗。

与精神科医生的交流：医生意识到这是在与一个高级知识分子的沟通，应该说相互间的理解会相对比较通畅一些。因此医生采取的策略是先听完患者家属的全部叙述。

不过这位妻子的叙述确实不多。她的话少的和整个安静的环境相对称。所有的叙述中只是描绘了宁东升的不动不说。在整个交谈过程中，宁东升本人更是一言不发。

也许是看见医生皱着眉头对她的叙述不太满意，这位妻子拿出了自己丈夫的一个日记本。医生详细地翻阅了这本日记，摘抄了部分内容如下。

“我好想好想自己能振作起来，我好想好想自己能真正的活一次，我好想好想自己在别人眼里能成为有用的人”“越是期望，越是堕落，每次被人责备，那些话可以来来回回在我的脑子过几万遍”“我就是个废人就是个废人”“夜深，我辗转反侧难以入睡。痛苦的我重重地敲击自己的胸口，诅咒自己的脑子。”“痛苦，我每天上班都努力的劝慰自己，会过去的，只要坚持，只要努力，只要忍耐，只要坚强。可是，我的确很痛苦，我不明白的太多，虽然我活了这么大年龄，可是我就是不明白。”“每天，我骑着电动车上下班的时候，走在车水马龙的大街上的时候，我都在幻想一辆车飞奔而来，将我一下撞死。也许没人能体会我这种心境。不要骂我懦弱，不要骂我不坚强，不要埋怨我了，我够了，我的承受能力有限，人跟人不一样，不要再要求我了，我做不到。我不是不努力，是我能力不够，别把我想的很坚强。我很差，总是爱哭。我勉强自己的时候，总觉得身心疲惫，总觉得痛不欲生。我活够了，如果能让我死得有价值，我毫不犹豫地去，可是我知道，目前我的死一文不值，所以我痛苦，这样的痛苦活着比死了还难受！”

大部分的内容都是在最近1个月以前的，最近他几乎没有动笔写过字。这本日记也就是这次送他来医院的时候无意中翻到的。

除了翻看日记，医生开始封闭式提问。

“近半年以来有没有发现你丈夫在言语、行为方面有什么细微的变化？”医生问。

女士想了一会，回答道：“我们的生活一直很规律，工作完就下班回家，也没有什么交际应酬。好像讲话比以前少一些，不像以前那样爱看电视、看报。有时候经常会批评自己。另外，开怀大笑的时候似乎少见。”

“请您再仔细回忆一下您丈夫在工作能力方面有什么改变吗？”医生继续问道。

女士静了片刻，侧耳沉思。

“工作能力方面没听领导和同事谈过，我自己也没有了解。3个月以前他说精力不足给领导请了假，我也没有太在意。总觉得年龄大了精力总会有点不足吧。”

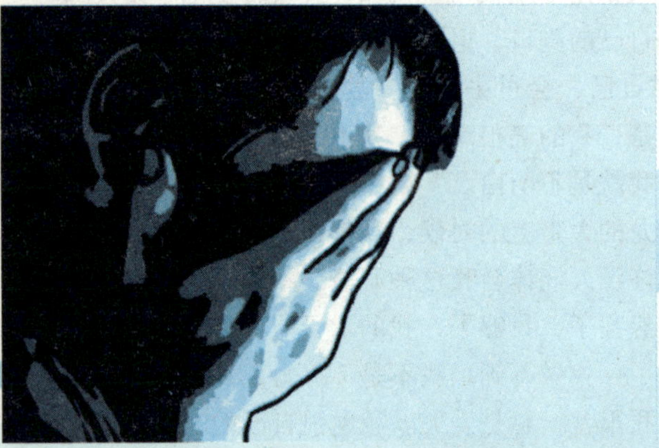

“人际交往方面呢？”医生接着问。

“原本他就不喜欢串门，是个内向之人，也发现不了太大的变化，仅仅是每天散步时谈话内容少了。”女士回答道。

“那进食情况怎么样呢？”医生问。

“没有主动提出要吃什么，我做什么他就吃什么，饭量似乎没有太大改变。最近吃的越来越少了。”女士回答道。

“你们夫妻之间的性生活有没有减少？”医生问。

对于中国人而言，性生活是不大愿意谈及的。

女士很羞涩的回答：“都是50多岁的人了，还真不好说。”

“性生活对于我们判断病情也是很有帮助的。”作为医生要详细的询问患者生活的各个方面。

女士犹豫了片刻，回答说：“最近半年基本上没有以前那样主动提出过，不过我自己也没有在意。最近1个月基本上各睡各的，连说话都没有了，更别提性生活了。”

到了这时，该问家属的问题已经差不多了。医生试图和宁东升沟通。医生的态度极其温和，但无论医生问什么，宁东升始终眉头紧锁，偶尔摇摇头，一丝泪水从眼角静静的流出。

一般情况下，医生发现没有办法沟通的交流，也就意味着精神检查的结束，以免增加患者的心理负担。当然这并不是说没有办法精神检查。实际上精神检查包括了观察和对话。没有对话的情况下，足够的观察也是可以让医生发现蛛丝马迹的。

“他是否还有其他方面的疾病史？”医生的询问对象转向那位女士。

“没有任何疾病。单位每一年都有体检，从来没有发现什么异常，今年单位的体检时间在1个月前，结果均正常。”女士的回答毫不犹豫。

“用过精神科的药物吗？”医生继续问。

“在1周前开始出现整夜不眠，自己去买了一些安眠药。药名叫氯硝西泮，一次吃2片，只能睡3个小时而已。”女士显得有些不安，“以前也老失眠，不过吃药的时候少。”

案例分析

本案例到底是什么疾病呢？因为与患者无法进行交谈，患者的真正内心体验我们不得而知。从了解的情况和看见患者的肢体语言至少有以下几点：患者的情绪很低落；语量很少；对周围一切缺乏兴趣；人际交往功能丧失；工作能力和生活能力严重受损；于是医生得出的初步诊断为抑郁症，目前处于亚木僵状态。

本案例给我们一个的提示是：对一个性格内向，缓慢起病，又缺乏和家人及周围人群的沟通时，要高度注意抑郁的可能性。从另一个侧面也可以看出抑郁症除了那些明确表述自己高兴不起来、对任何事不感兴趣、全身乏力、大脑不管用了，做事丢三落四、甚至还有前面两例那样以躯体不适为主的患者以外，还有这种早期表现均不明显或不能被人及时注意和发现便进入重性抑郁症的患者。

在以后的诊疗过程中，医生给予来士普20毫克每天，合用唑吡坦治疗，2个月后完全恢复正常。在患者恢复正常后医生再次询问当初不能与人交流的日子他在想什么？得到的答复是：那时候脑子里像是塞满了棉花，或者是像齿轮没有机油一样转不动，考虑问题十分费劲，感到很累很累，什么也表达不出来了。这一现象就是典型的抑郁发作时的思维迟缓、甚至僵住。

相关知识链接与思考

1.抑郁症的生物学病因

在一个正常的个体出现存在压力的环境时，大脑皮质将对该压力作出合理的判断，改变我们的呼吸和循环，同时也让我们的感官变得更加敏锐。比如正常人在田径比赛时，会使得呼吸、心跳加快，耳朵对指令枪的声音变得更加敏感，肌肉的协调性更好，可以让我们很好地去应付这场比赛。从生物学上看，正是通过这种手段，身体促使我们采取某种行动，去解决那些让我们感到压力的因素，也就是妨碍我们生存的因素，如同饥饿时难受的感觉会促使我们去寻找食物一样。

抑郁症的患者往往存在着认知上的缺陷，这使得他们面对压力时大脑皮质会做出病理性的判断，发生难以控制的肌肉震颤或者肌肉完全松弛，比如抑郁症患者的过度焦虑和惊恐发作，有时会出现浑身瘫软、站立不稳、整夜不眠等，机体将陷入被动、退缩和消极的状态中。

正常人都比较喜欢短暂的“刺激”，这是由于“刺激”能够给人带来快感。抑郁症患者的“刺激”则是长期而慢性的，容易让人丧失正确的自我评价，精力下降，让人失去对周围事物和性活动的兴趣，诱发重度抑郁，可能促使患者自杀。

对一个正常人来说，睡眠节律的维持有着相对精确的“生物钟”控制。抑郁症患者在夜幕降临需要休息的时候，身体激素的分泌紊乱使患者感到强烈的焦虑不安和失眠。入睡困难、警觉性高、早醒的机理都大致相同。

对一个正常人来说，饥饿的刺激和食物的色香味会让人分泌唾液，放松心情，产生食欲。对抑郁症患者来说，当饥饿的刺激和食物的色香味通过口、鼻、胃、肠等脏器的感觉器官传递到大脑皮质时，由于大脑皮质对慢性长期压力的先占作用，进食判断的产生相对较差，导致没有食欲，进食困难，体重下降。

对一个正常人来说，当机体的器官发生病变时，会感受到躯体的不适，通过外周神经元的反应来适应环境或促使就医。对抑郁症患者来说，外周的脏器发生轻微的改变，由于大脑皮质的警觉性过高，会作出病变的判断，这是抑郁症患者躯体不适常见的部分原因。

2.抑郁症的核心症状

抑郁的核心症状包括抑郁心境，兴趣缺乏以及精力不足或过度疲劳。这是抑郁的关键症状，诊断抑郁状态时至少应包括此三种症状中的一个。

抑郁心境：病人体验到情绪低，悲伤。情绪的基调是低沉、灰暗的。病人常常诉说自己心情不好，高兴不起来。患者经常会这样描述“现在的我总是无缘无故地流泪，一点点事情就觉得会有不好的结果，每天都在考虑我未来的生活，天气稍微阴沉一点我就会特别烦躁，总觉得自己的生活也就像天气很黑暗了”。

抑郁症病人常常可以将自己在抑郁状态下所体验的悲观、悲伤情绪与丧亲所致的悲哀相区别，这就是在抑郁症诊断中常提到的“抑郁的特殊性质”，它是区别“内源性”和“反应性”抑郁的症状之一。在抑郁发作的基础上病人会感到绝望、无助与无用。对前途感到失望，认为自己无出路。患者心里纠结着对自己的失望、厌恶、自卑、痛苦、折磨。每一天都想要鼓起勇气，但是每次都做不好一件最简单的事，于是这样的想法就在脑子反复出现：我是不是该这样死去，让这个世界和我一起痛苦。

兴趣缺乏：是指病人对各种以前喜爱的活动缺乏兴趣，如文娱、体育活动，业务爱好等。喜欢看的电视剧对自己没有了吸引力，喜欢的报纸和小说也不再拿到手中，喜欢的篮球成了摆设，喜欢的音乐成了噪音，严重时对任何事物无论好坏都缺乏兴趣，离群索居，不愿见人。

精力不足或过度疲劳：是指病人无法从生活中体验到乐趣，或曰快感缺失。患者体验到不能胜任自己的工作岗位，在家做一点家务活都会觉得很累，严重的看电视都会觉得很累，惰怠、乏力，站久了肩膀酸，总想坐着躺着，说话有气无力。白天总犯困，精神萎靡，记忆力下降，反应迟钝，不耐疲劳，长期坐着不动或者饿了的时候就发冷，有时头目晕眩。

以上症状是相互联系的，可以在一个病人身上同时出现，互为因果。但也有不少病人只以其中某一二种突出。有的病人不认为自己情绪不好，但却对周围事物不感兴趣。有些抑郁症患者有时可以在百无聊赖的情况下参加一些活动，主要是由自己单独参与的活动，如看书，看电影、电视，从事体育活动等，因此表面看来病人的兴趣仍存在，但进一步询问可以发现病人无法在这些活动中获得乐趣，从事这些活动主要目的是为了消磨时间，或希望能从悲观失望中摆脱出来。

3.什么是重度抑郁？

在精神科，抑郁症是仅次于分裂症的重病，患有抑郁症都应该得到积极的治疗。按照病情的严重程度适当分为重度、中度、轻度，可以协助读者对抑郁症有更进一步的理解。重度抑郁症的患者饱受抑郁症状折磨，无法自拔，最终可能出现生命危险。

重度抑郁症的精神症状常常表现为晨重晚轻的情绪障碍，伴随食欲减退、体重下降、月经失调、性功能抑制、运动迟滞、自责自罪、思维和集中注意的能力降低、反复想到死，有自杀的观念或举动等。顽固性睡眠障碍已成为本病重要特征，在早期就具有提示价值。失眠常可出现在所有其他症状之前，而且睡眠恢复正常，常是本病恢复正

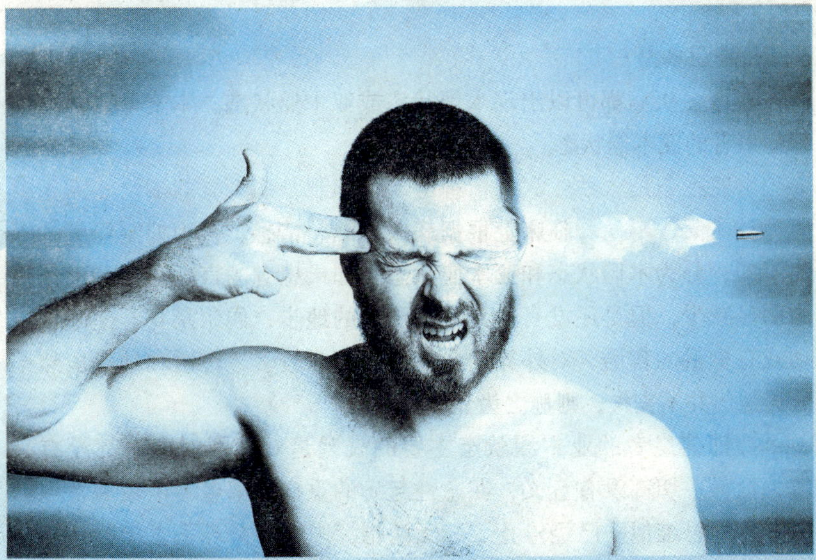

常的第一个征象。其特征是无原因的、顽固的、久治难愈、持续时间颇长的失眠，表现有早醒、入睡困难、睡眠浅、易惊醒、半夜醒来后无法再入睡等。经验表明，经过抗郁剂治疗，首先消除的是睡眠障碍，其次是其他抑郁症状的逐渐好转。应用其他助眠药物企图排除睡眠障碍，反而适得其反，使睡眠更差。抑郁症患者清晨醒来，尤其在4～5点钟时，是情绪最低潮的时期(与皮质激素分泌最低点规律一致)，为最难熬、最痛苦的时间，自杀观念最强烈，有一定症状特征性。

重度抑郁症症状表现除有上述临床症状外，更多出现精神病性症状：以悲观、消极忧郁为背景的妄想，如自责自罪、虚无妄想、疑病或被害妄想等；以带有自我谴责内容的为多。强烈的自杀行为、抑郁性木僵、严重精神运动性阻滞、激越性障碍和严重拒食症状等，亦是重度抑郁症的症状表现。

重度抑郁症的厌世心理极易导致患者自杀，因此当发现自己或亲人朋友患有重度抑郁症时，一定要及时治疗，千万不可再耽误治疗时间，重度抑郁症要马上接受治疗。

4.什么是亚木僵?

有许多疾病都可以出现木僵状态或亚木僵状态。本文重点介绍抑郁症患者的亚木僵状态。

木僵状态是一种较深的精神运动性抑制，病人缄默不语、面无表情、身体僵住不动。临床上根据病人思维、情感、行为抑制程度的深浅不同，分为木僵状态和亚木僵状态。如果患者的言语活动和动作行为明显减少，但是还没有达到完全消失的地步，偶尔翻身、坐起、走动或有少量的言语，对外界刺激的反应相对较多，言语和动作虽然十分迟缓但并不丧失，则称之为亚木僵状态。

抑郁症患者的亚木僵状态主要的表现是对周围的事物都没有兴趣，觉得一切都没有意义，在急性起病的重症抑郁患者中较为常见。患者自觉思维似乎已经停止了，无法指挥眼睛耳朵鼻子去接收信息，无法对周围事物进行有价值的思考，也无法指挥自己的身体动作和有意志的行为。对于周围人群的谈话，患者有时能够感知到说话的内容，有时并没听进去人们在说什么。患者体验到自己与外界的环境有隔离感，感觉“被黑团包围”“感受不到外界的气氛”，有时思想关注在自己身上，有时则什么都不想，对外界完全没有反应。身体不愿意动，到了一个地方，就很害怕移动去另一个地方。严重的时候静卧数天，不说不饮不食，生活无法自理。在别人看来，患者表现反应迟缓、表情麻木、不动不语、好像植物人一样（但是又不是植物人，因为想动的时候，身体还是受操纵，所以称为亚木僵），如果大声地持续和患者交谈，患者会有简短的低声回答或者眼中含泪“欲哭无泪”等情绪低落的情感反应。持续时间一般达到数天以上。患者意识清楚，发作后有回忆。

5.不接受药物治疗的代价

“是药三分毒”。在许多中国人的观念中，中药很安全，西药能不碰就不碰。受此影响，很多抑郁症病人从未接受过正规的药物治疗。根据粗略统计，现在临床上没有得到系统药物治疗的患者约有70%。

许多抑郁症患者并不能意识到自己的问题，因此也不可能主动配合用药，而家属则是导致这一结果的关键因素。说到底，患者不能规律服药主要是受三方面因素的影响。首先，有人高估了精神类药物的毒副作用，如“吃了抗抑郁药脑子会变笨”等；其次，也有少数人把抑郁症看成了精神上的不治之症，认为抑郁症是“脑子坏了，治不好”，低估了抗抑郁药的有效性；第三，最令人担忧的是，有相当数量的家属认为抑郁症是“脑子里没有想明白”“调整调整就好了”，根本不用吃药。

在接诊过程中，很多家属都会问，如果病人不吃药有什么害处。我们会干脆地回答，一个人连命都没了，还会有更严重的结果吗？因此，几乎每个负责任的医生都会建议，中、重度抑郁症患者一定要系统用药；考虑到抑郁症患者对自身症状不敏感和缺乏自控的特点，住院治疗比门诊治疗更能保证药效。

为了让读者更加清晰地理解抑郁症不接受药物治疗的害处，本文简要摘抄一位抑郁症患者的日志，正是她对抑郁的缺乏了解和对药物治疗的不能接受，让这位如花般年龄的女孩走向了自己人生的末日。

“我从小都是在别人的比较之下生活，在家里父母把我与姐姐相比，我什么都不如姐姐；在学校把我和曹姐相比，我不如她。好像我从小就不如别人，我很自卑，我的自信心和勇气消失殆尽。”

“我是一个幻想很严重的人，把一切都想得那样美好，但是现实中的一切却令人失望。或许，一切都是命中注定……” “作为20几岁的女孩，没有爱的人在身边，那是多么悲哀的事情！” “今天是我工作的1个月零2天，签订合同是5年1825天，现在才过了33天……” “我觉得手脚都失去了力量，每天晚上都失眠，感觉做什么事情都好累。”

“亲爱的小吴，我连续失眠3个月了，心理医生说是得了忧郁症，我不敢告诉你和我的亲人，同事。因为怕你们担心，这毕竟是一种心理疾病……医生让我吃抗抑郁的药，可是很多人都说吃药对身体不好，我该怎么办？”

一个抑郁症患者的悲剧，因为对治疗和药物的抗拒和无知给亲人留下了撕心的痛苦和无尽的伤感。

6.电休克治疗

电休克治疗亦称电抽搐治疗，系指以一定量电流通过患者头部，导致全身抽搐，而达到治疗疾病的目的，是一种很有效的疗法。

电休克被误解所包围，至少部分是由于非专业出版物所刊登的有煽动性的文章和广为流传的错误信息所激发。这是令人遗憾的，因为对一部分严重病人来说，电休克是非常安全有效的。

进行电休克治疗前，要详尽做好躯体和神经系统检查，如胸透、心电图、脑电图等，排除脑部疾患，掌握适应证和禁忌证，掌握正确的操作程序。电休克的副作用远比抗精神病药少，而且见效快。不要产生恐惧心理。那种传说精神病院给病人坐电椅或精神科大夫身上带有电棒的说法都纯属无稽之谈。

电抽搐治疗是一种治疗精神病的有效方法，尤其适用于有自杀倾向的严重抑郁症。人们往往认为其副反应大，担心对大脑造成损害，但事实并非如此。

做电抽搐治疗时，电压为80～120V，在此电压下，电流直接通过人的大脑，导致全身抽搐，病人意识丧失，没有痛苦。治疗结束后，少部分患者会出现头痛、恶心及呕吐，轻者不必处理，重者对症治疗即可缓解。还有一少部分患者可出现意识模糊、反应迟钝，这取决于治疗次数的多少和间隔时间的长短，一般7～10天内逐渐消失。据资料表明，电抽搐治疗可引起脑电图改变，导致记忆力下降，但这种情况持续很短时间。一般认为，电抽搐治疗后1月内可恢复正常。对有严重自杀行为的抑郁性精神病患者，经过药物治疗需2～3周才获得最佳效果，如采用电抽搐治疗在1周内即可生效。国外有研究证明，经电抽搐治疗100次以上的病例，并无明显的脑功能影响，现一个疗程仅有8～12次，因此，可以说电抽搐治疗是一项安全有效的治疗方法。

有条件的医院都在开展静脉麻醉无抽搐电休克治疗法，病人在电休克治疗前，用快速起效的催眠剂和肌松剂麻醉，可减少副作用（如骨折）的风险，并且增加其可接受性，治疗的并发症已经很少见。由于治疗前需要进行一系列的检查评估和治疗前准备、可能存在的并发症不能预料、做治疗时所需要的设备和抢救设备一般只有较大的医院才有，专业人员的技术水平，治疗前后的专业护理等等的原因，强烈建议到正规的医院进行电休克治疗。一般治疗以8～12次为1疗程，一般为隔日1次，可单独应用或合并药物治疗。

7.解除抑郁应注意的几个方法

抑郁症的治疗首要的是药物治疗和物理治疗相结合，这与抑郁症的生物学病因密切相关。但是患者本身的努力对于抑郁症状的解除也可以起到协助作用，现将相关的一些治疗方法归纳如下。

一般治疗：千万不要给自己制订一些很难达到的目标，正确认识自己的现状，正视自己的病情，不要再担任一大堆职务，不要对很多事情大包大揽；可以将一件大的繁杂的工作分成若干小部分，根据事情轻重缓急，做些力所能及的事，切莫“逞能”，以免完不成工作而心灰意冷；尝试着多与人们接触和交往，不要独来独往；尽量多参加一些活动，尝试着做一些轻微的体育锻炼，看看电影、电视或听听音乐等；可以参加不同形式和内容的社会活动，如讲演、参观、访问等，但不要太多；不要急躁，对自己的病不要着急，治病需要时间；病人在没有对自己的实际情况十分了解的人商量之前，不要做出重大的决定，如调换工作、结婚或离婚等；不妨把自己的感受写出来，然后分析、认识它，哪些是消极的，属于抑郁症的表现，然后想办法摆脱它。

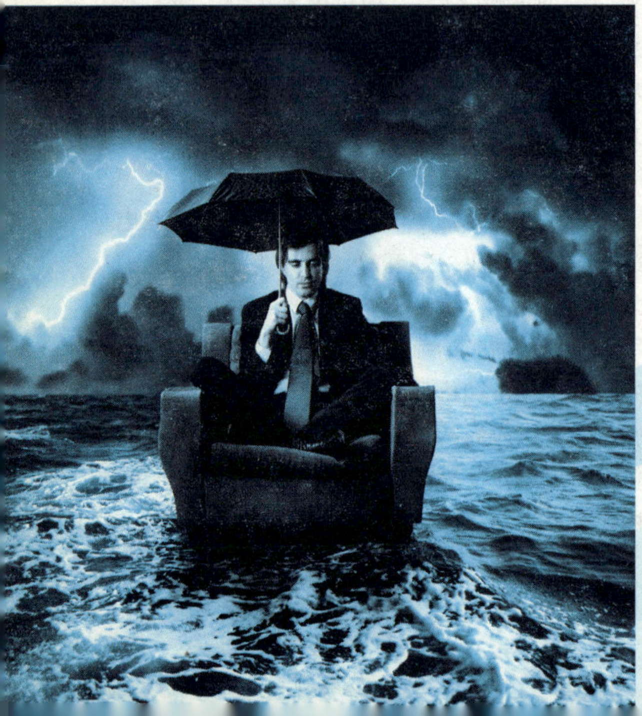

体育疗法：锻炼后可以给人一种轻松和自己做主的感觉，有益于克服忧郁症患者共有的孤独感。但锻炼必须有一定的强度、持续时间和频率，才能达到预期效果。以做健身操为例，内容包括跑步、跳绳、健身舞等，每周至少做3次，每次持续15～20分钟。散步也可以达到同跑步一样的效果，专家们建议患者每天步行1500米，并力争在15分钟内走完。以后逐渐加大距离，直到45分钟走完4500米。在开始锻炼时，须经医生的同意。

营养疗法：许多医生认为，食物中所含的维生素和氨基酸对于人的精神健康具有重要影响，建议人们多吃维生素B含量丰富的食物，像粗粮、鱼等。

日光浴：日光中的可见光线，主要通过视觉和皮肤对人有振奋情绪的作用，能使人心情舒畅。

音乐疗法：音乐疗法是指利用音乐艺术以调节人的神情，促使疾病痊愈的一种治疗方法。选择亲切、温存、曲调低吟、节奏徐缓而平稳的音乐，于睡前收听，如《平湖秋月》《烛影摇红》《出水莲》《春思》和《银河会》等曲目。白天则可以选择一些激进的音乐，如《拉斯德基进行曲》等。

电影和书籍：看看催人向上的奋进电影；看看一些激情的书，如《磨81》《老人与海》《热爱生命》等。

虽然存在以上这些自我心理调节的方法，但是对于抑郁症这种情感性疾病而言，早期到达精神科寻求医生的帮助是第一要务。

四、一个被家人称作“不是人”的女儿

太阳徐徐地从东方升起，洒下一片片金黄色的光芒，大唐芙蓉园金色的围墙也显得更加的辉煌，越发映衬了曲江医院的宁静和安详。在喧嚣的城市中，要求得到心灵的宁静，变得越来越不容易了。改变认知与家庭环境，让我们携手走出抑郁的泥泞……

案例介绍

病史回顾：至今我还记得那是4年前的冬天，西安这个美丽的城市下起了飘飘扬扬的第一场雪，冬天的风很大，夹杂着飘落的雪花，洗净喧嚣的城市生活和繁闹的心灵。门诊也和这样的天气相符，冷冷清清，偶尔来几个为患者取药的家属。

就在快要下班时，一个头发蓬乱、身材高挑、满脸泪痕的少女被5个家人簇拥走进诊室，女孩的哭声在满地的雪花中显得格外的让人心痛。女孩身边的家属愁容满面，束手无策。女孩的妈妈对于病史的描述让人一下子看见了这个家庭的悲哀和女孩给他们带来的苦恼。姑且把这个女孩称之为婷婷吧，年龄17岁。

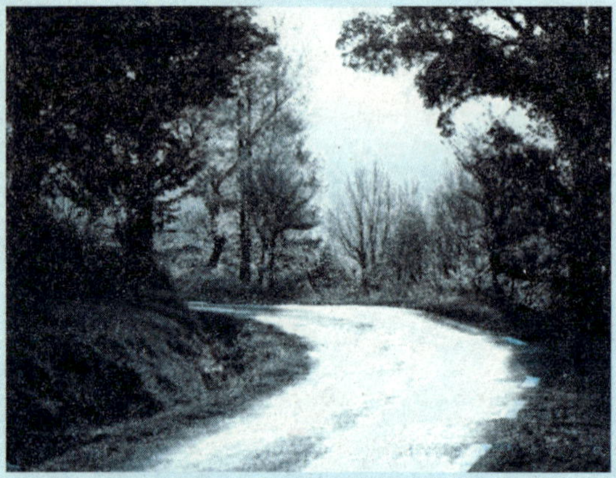

原来婷婷的父母

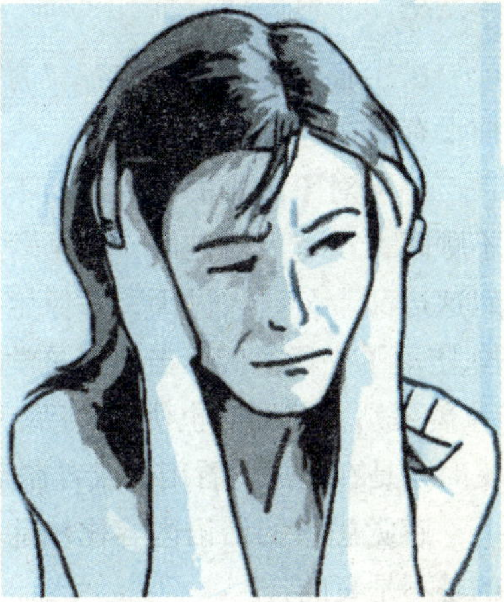

10年前离婚了，她的父母都各自成立了新的家庭，婷婷一直和爸爸生活在一起，后妈是一个很体贴的人，对婷婷的生活和学习都很关心，近十年来中的前九年三个人都和谐相处。但是最近1年来婷婷的脾气越来越坏，在家里反复要求父母复婚，常与父亲继母发生冲突，动辄把家里的东西摔成碎片，根本不能和她讲道理。父亲试图和婷婷沟通一下，婷婷总是说："烦死了，烦死了，你还让不让人活？"在学校，婷婷不能像以前一样完成作业，学习成绩从班级的前十名倒退到了最后十名，老师反映婷婷经常愁容满面，老师问其原因时只是哭泣不答，和几个比较要好的同学都疏远了，不想和同学说话，和以前那个开朗的婷婷相比，似乎换了一个人。最近1个月来婷婷已经彻底地不去上学了，整天躺在床上，不收拾家务，不洗澡，吃饭需多次哄劝。家里人万般无奈才送本院精神科治疗。

与精神科医生的交流：看见走进门诊的家属和患者，医生可以感觉到患者家属求医的迫切心情。当婷婷搞清楚医生的身份之后，委屈的眼泪就在她的脸上不停地流淌，在抽抽泣泣中，婷婷完全隔绝了其父母与医生的交流，一直倾诉爸爸和妈妈如何不讲理，如何忽略自己的存在。

对于医生来说，这是一个极好的观察和搜集病情状况的机会，所以医生采取的策略是让她尽情地倾诉。

婷婷边哭边说自己心很烦，同学们都是与自己的亲生父母一起生活，而自己却不能，一段跟这个住，一段跟那个住。自己高兴不起来，就想发脾气，假如没有发生过父母的离婚事件，自己也不会低同学一等。

医生轻轻地问了一句：“为什么这十多年都过得很好，为什么以前没有现在这种想法？”

婷婷对于医生的问题避而不答，继续倾诉道：现在所有人都看她不顺眼，没有人对她好，甚至后妈还动手打她，爸爸也不向着她。妈妈这边又十分让人讨厌，好像她是多余的一样。因此信心被一点点击垮,堕落了一段时间。虽然还是学生,但实在没办法学。不和同学老师说话,羡慕别人的同时也仇恨自己。因此痛苦地活着，失去学习的兴趣，平时只是在睡觉、看闲书或者在家里玩电脑。

感觉患者的话语内容比较乱，医生便很小心地询问家属：“她讲的是不是真的？”

婷婷的母亲伤心地哭了，还没有说话就被婷婷的一句：“还有脸哭！”打断了。

由于时间的关系，医生不得不进行巧妙的干预取得与患者母亲的交谈。等到患者母亲把全部的情况叙述结束，婷婷又开始了连珠炮似的发问：“是谁把我害成这个样子？你们都各自过自己的舒服日子，想过我的感受吗？”

婷婷继续开始叙述自己的不幸，对于以前心情好的时候的想法完全只字不提。她说：“最近又遇到一件特别不好的事，自己感觉生活很压抑，知道每天颓废是不对的，可总是没办法控制；自己如果要出门就只能在晚上，希望没有人看见自己，走路就低头，最好是透明人；自己的卧室垃圾堆得吓人，不想收拾也不想让人收拾；心情不好就想放纵，但又怕把身体搞垮；虽然觉得家人对自己不公平，但又觉得对家人很歉疚；很讨厌自己很无用的感觉，有朋友也不想出去玩，完全不能沉下心来学习，莫名的烦躁；在热闹的街上总觉得异常冷，觉得所有人的声音都听不到，只有自己一个人；突然会有极其强烈的孤独感，很恨世界，很恨自己，很想死，觉得人生没有意义；越是可以自虐的事就越想干，身体越是疼痛，心里就越是爽……”

婷婷在哭泣中继续自己的倾诉："生活中有很多事情都等着去我做，但是真的不知道为什么，就是没办法提起力气去做。我真的已经精疲力竭了，站在悬崖边上了，前面就是无底的深渊…… 每天都在等待死亡，曾经想过如果碰到了阿拉丁神灯，我要许什么愿望，我要不断地祈祷死亡。我只希望死，其他我什么也不要。如果活着只能带给我痛苦，绝望和麻木，那么为什么我非要活着不可？ 不过又想，既然都已经绝望了，那么至少要死的漂亮，不管怎样，逼迫自己做一些事情吧，试着让自己没有感觉，让自己麻木，什么也不要去想，机械地去做一些事情，做完之后，会不会就走出自己的怪圈？怎么样都无所谓吧。唯一重要的是，不要死得难看。"

作为一个高中的学生，医生认为这个女孩算得上相当的有才华，对于自身状况的了解十分清晰，以至于这么多年来我一直记得她，记得我当时速记下来的叙述。

当然更加深刻的是女孩爸爸的那一句："这么多年来，我们对她那么好，她竟然对我们是这种态度，这简直就不是一个人！"至今我还记得他说这句话时候的悲伤、难过和一个父亲对女儿深切的爱！

谈话暂告一段落，我们先建议患者住院观察，调整一下精神状况，并得到了患者及其家人的同意。

案例分析

本案例完全符合抑郁症的诊断，患者虽然话很多，但是她的内心体验完全符合情绪低落、活动减少、兴趣缺乏、精力减退等抑郁表现。

从病因来说，本案例与破裂的家庭关系和部分的生活事件紧密相连。那么到底是家庭关系和生活事件的影响导致患者病情发展到目前这个程度呢？还是先有情绪改变才导致一系列家庭矛盾的发生？患者处于青春期，有没有可能是叛逆期的表现？

要回答上面三个问题并不是很容易，医生还需要等患者情况有改

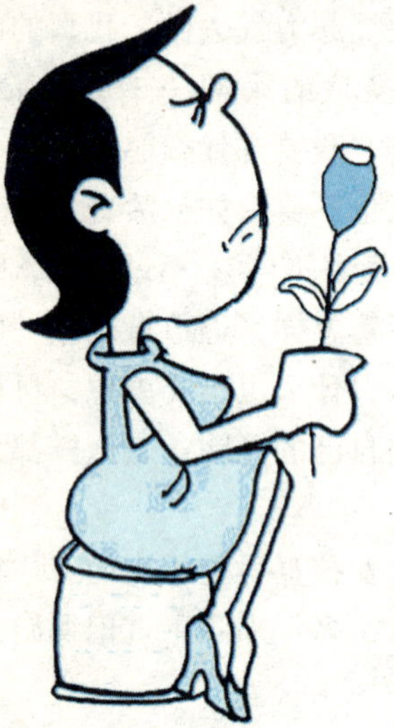

善之后再了解相关情况。入院后医生开始了诊断性治疗，给予舍曲林每天150毫克，3周后医生开始直接问患者近1年以来的情绪变化细节。

这时候的婷婷已经可以用微笑代替哭泣，慢慢地回忆和讲述自己的事情。她说自己也讲不清为何就是觉得委屈、看什么都是灰色的，总是觉得自己不如人，然后故意找父母的茬，就是要让父母觉得亏心，所以采取各种极端措施以泄自己内心的苦闷。听到这里，似乎可以明朗一些了，患者情绪不好在先，激惹行为在后，也非是对父母离异的一种报复！

本案例还有一个特点，就是患者情绪不好是以非常难以管理的、招人讨厌的形式出现。这就是我们专业上所谓的“激越型”抑郁！

相关知识链接与思考

1.医生：我如何面对抑郁的威胁？

曾经看过无数抑郁症患者哭喊着诉说心中的痛苦和绝望，对于身处在抑郁深渊中的人们而言，世界已经是一片黑暗，未来根本没有光明可言，而自身，已成了没有灵魂的躯壳。死亡，是结束痛苦最好的方式。

张国荣，三毛，海明威，张纯如，还有一大堆韩国明星，这些人都死在了自己手上，他们有个共同的特征：抑郁症。

对于他们的抉择，活着的人，是无权指责的。我们只能惋惜，只能无奈，只能追悔莫及，却不应该去指责。因为，在他们生前，有多少人知道他们的痛苦？又有多少人在为解决他们的痛苦而努力着呢？

心理学有种观点认为，抑郁跟看待事情的方式有关。比如，我们都会为没有成为理想中的那个人而失望。但那些抑郁的人却可以轻易将失望情绪替换成对自己的不信任。他们似乎有种特别的本领，能够对好的事情视而不见，却可以在任何事上找到证据，证明是自己让事情变得糟糕。在这样自我价值低落的视角下，如果晚餐不够好吃，如果路上塞车迟到，如果事业遇到瓶颈……统统都是自己的错，都是自己人生失败的证明。

抑郁的人习惯把事情想得很糟。越想情绪越低落，心中眼中只被这件事填满。直到天和地都变灰了，就开始绝望为什么只有自己一个人被困在这个只有灰色调的世界。这种悲观的思维模式，心理学称为消极归因风格。他们的思维好像可以自动进入熟悉的频段，给世界加上灰色滤镜，让一切变得黯然失色。他们害怕让人失望。为了这个目标，他们要求自己必须成功，必须坚持，必须完美，必须承受一切。否则就是有罪的，应该被责备的。这是一种自虐的义务感。

对于因为抑郁而产生自杀念头的人，本人无需自责，外人也无权指责。所谓痛不欲生，当人在极端痛苦的情况下，就希望通过结束生命来结束痛苦，这一点，无论是健康的人，还是不健康的人，都是同样的感受。

抑郁症患者的自杀念头，起源于恶劣心境下的绝望和自责，还有无能和空虚感。首先，需要确认的是，引起自杀的这些感觉，其本身是病态的结果，也是虚构的。而抑郁病情的反复，会让虚构出的感受不停地产生强烈的变化，从而引起自杀念头的强弱变化。

某些患者在坚定了自杀念头之后，情绪会有所好转，正是因为自己心里所虚构出的感受淡化的结果。因此，如果阅读本文的患者本身还有一定自制力的话，请注意，引起自杀念头的各种理由，是夸大基本事实的想象。

然而，对于多数拥有自杀念头的患者而言，本文是毫无意义的。因为他们的信念，已经被虚构的现实完全占领了，在他们的脑海里，向前看不到任何光明的、正面的、客观的事物。而只剩下那些灰色的、片面的、主观绝望的信念。因此在这种情况下，劝说、指责、谩骂、引导，都是毫无作用的，唯一能做得就是服用药物进行生理治疗。

因此，患者的家属不要相信患者本人的保证：我肯定不会去死的，你们放心好了。这样的话语，往往可能是患者痛下决心之后的欺骗，又或者是患者目前的情绪尚可，而一旦情绪恶化，自杀念头又会重新变得强烈起来。

那么，作为尚存一丝生存希望的患者而言，如何抵御情绪恶化时的自杀倾向呢?

有一些人使用注意力转移的方法，譬如自残以制造更大的痛苦。还有一些人强迫自己做一些事情来转移自己的注意力。还有一种方法那就是逼迫自己把自杀的时间定在晚上。而一般的抑郁症患者到了晚上之后，情绪都会有所好转，届时自杀念头也会淡化很多。

每一种错误的观念背后，都有一段历史。所以，想要摆脱抑郁，就是要修通情感，找到被压在一大堆情感垃圾下面的深层原因。比如，记录下那些令你焦虑、恐惧、绝望的念头。试着熟悉它，和更好地认识它。我们把这称作，对自己的正确感知。

一位哲学家说过：“不善于驾驭自己情绪的人总会有所失。”良好的情绪可以成为事业和生活的动力，而恶劣的情绪危机则会对身心健康产生破坏作用。因而把自己的情绪升华到有利于个人社会的高度，乃是明智的良策。在情绪易于剧烈波动的时刻，是受大脑皮层的调节和控制的，这就决定了人是能够有意识地控制和调节自己情绪，故可以用理智驾驭情绪，做情绪的主人。

从原理上说，本文应该提供给抑郁症患者的家属阅读，以使他们帮助患者抵抗自杀威胁。因为大部分患者在产生自杀念头的时候，基本已经丧失理智了。而因为自己的自杀念头而求救的患者，从程度上说，还没有达到自杀的临界点。

消极氛围引起的自杀念头，是网络对于抑郁症患者的伤害。在很多抑郁症患者交流的平台上，有很多患者大肆宣泄着自己的痛苦感受，宣扬着生不如死的暗示和信念，甚至传授自杀技巧。这对于另一些患者而言，会引起他们原本摇摆的自杀念头的逐步坚定。

因此，创造一个积极的健康的网络氛围，对于抑郁症患者而言，是十分有利的。

2.为什么自卑的心理总是挥之不去

热情、开朗、奔放本是青年人的特点，如果失去这些应有的天性，那将是可悲的。现实中确实有些人少年老成，整天戴着一副成人的面具去追求少年老成的效果，并装出一副老于世故，麻木不仁的态度去对待人生，他们所表现出来的是一种扭曲的性格。事实上，他们表面上对生活中真正打动他们内心的人和事，装作视而不见，但内心却充满了矛盾和痛苦。这种由自我封闭心理造成的心理痛苦，远比其他痛苦更难受，甚至会导致无心向上，甘于堕落。因为人类的内心世界是由感情凝聚而成的，如果你非要人为地压抑自己的感情，有意把它封闭起来，怎么会生活得轻松愉快呢？记得看过一本叫《我与顽童》的书，讲到有一个叫小刚的学生是班里的三好学生，他有点口吃，因为一次语文公开课，他不能顺利地回答老师的问题，令同学哄堂大笑，老师就叫他以后上课不要发言。此后，小刚就对什么都不感兴趣，独自烦恼，不跟别人讲话，把自己封闭起来，有时还把怨气发泄于砸烂公物、写标语攻击老师的等行为上，1年后，他从一名三好学生变为班上的差生，他的转变说明自我封闭是不利于青年人的身心发展，那么，怎样克服自我封闭心理呢？

第一，尊重信任他人。生活在人类社会中，必须与人进行交往，如果你对人际交往表现的冷淡化，这说明你对人的信任感和孩子般天真的直觉已被自我封闭毁灭了，因而你也不会从中获得应有的快乐，所以你要学会放松自己紧张的生活节奏，努力去寻找生活乐趣，如：与初相识者打招呼，和朋友娱乐一番等，使自己不至于走向封闭的深渊。

第二，学会说“真有趣”。生活中你常常会发现，在大人眼里一点都不值得笑或有趣的事，但在小孩子眼里却那么有趣可笑。正因为如此，小孩子的烦恼不久留心中，总是过眼烟云。如果我们也会像小孩子一样，对什么都觉得“真有趣”，那么生活中常常充满开怀的笑声和无限的欢乐。

第三，顺其自然地生活。我们都习惯干什么事都要事先有计划，有目的，这样才能把事情办好。但现实生活中并非完全刻板行事，不能为了一件事没安排计划，没达目的就烦恼。如果你对每件事都精心策划，以求万无一失的话，就会不知不觉地把自己的感情紧紧地封闭起来。我们应该回忆一下自己童年时的样子，重视生活中偶然的灵感与乐趣，能让自己轻松高兴一下，不要整日奔忙于一个明确目的或一个难题，那样会很累的，要懂得快乐是人生的一个重要价值标准。

不要压抑自己的真实情感，生活中会有许多令人陶醉、值得我们动心的事情，我们应当真实表露自己的情感。如你和挚友分离在即，就让即将涌出的泪水顺利地流出来，而不要强忍在眼眶或躲到洗手间去冲洗，为了怕别人说长道短而把自己身上最有价值的一部分隐藏进来，这是自我摧残，也无意义，倒不如对待自己的情感，遵从你的心，听取你心灵的声音，这样即使做错了，也不会太难过。

所以遇到挫折感到烦恼的时候，不妨向亲朋好友诉说你的苦闷，有些话不能对自己的家人说，但可以告诉自己最亲密的朋友。有一首歌中这样唱道：“朋友忧愁我哭泣，朋友快乐我欢畅。”若能有这样的朋友，那你就是非常幸福的人了。

在心理学上，也有这样一种法则：把烦恼告诉别人可以减少一半痛苦，把喜悦告诉别人可以增加一倍快乐。在基督教中，人们为了减轻自己的罪孽感而向牧师忏悔以求宽恕。法国剧作家格鲁乃依也曾说过类似的话："人们可以通过诉说减轻不幸。"

征服畏惧，战胜自卑，不能夸夸其谈，止于幻想，而必须付诸实践，见于行动。建立自信最快、最有效的方法，就是去做自己害怕的事，直到获得成功。具体方法如下：

（1）突出自己，挑前面的位子坐

在各种形式的聚会中，在各种类型的课堂上，后面的座位总是先被人坐满，大部分占据后排座位的人，都希望自己不会"太显眼"。而他们怕受人注目的原因就是缺乏信心。

坐在前面能建立信心。因为敢为人先，敢上人前，敢于将自己置于众目睽睽之下，就必须有足够的勇气和胆量。久之，这种行为就成了习惯，自卑也就在潜移默化中变为自信。另外，坐在显眼的位置，就会放大自己在领导及老师视野中的比例，增强反复出现的频率，起到强化自己的作用。把这当做一个规则试试看，从现在开始就尽量往前坐。虽然坐前面会比较显眼，但要记住，有关成功的一切都是显眼的。

（2）睁大眼睛，正视别人

眼睛是心灵的窗口，一个人的眼神可以折射出性格，透露出情感，传递出微妙的信息。不敢正视别人，意味着自卑、胆怯、恐惧；躲避别人的眼神，则折射出阴暗、不坦荡心态。正视别人等于告诉对方："我是诚实的，光明正大的；我非常尊重你，喜欢你。"因此，正视别人，是积极心态的反映，是自信的象征，更是个人魅力的展示。

（3）昂首挺胸，快步行走

许多心理学家认为，人们行走的姿势、步伐与其心理状态有一定关系。懒散的姿势、缓慢的步伐是情绪低落的表现，是对自己、对工作以及对别人不愉快感受的反映。倘若仔细观察就会发现，身体的动作是心灵活动的结果。那些遭受打击、被排斥的人，走路都拖拖拉拉，缺乏自信。反过来，通过改变行走的姿势与速度，有助于心境的调整。要表现出超凡的信心，走起路来应比一般人快。将走路速度加快，就仿佛告诉整个世界：“我要到一个重要的地方，去做很重要的事情。”步伐轻快敏捷，身姿昂首挺胸，会给人带来明朗的心境，会使自卑逃遁，自信滋生。

（4）练习当众发言

面对大庭广众讲话，这是培养和锻炼自信的重要途径。在我们周围，有很多思路敏锐、天资颇高的人，却无法发挥他们的长处参与讨论。并不是他们不想参与，而是缺乏信心。

在公众场合，沉默寡言的人都认为：“我的意见可能没有价值，如果说出来，别人可能会觉得很愚蠢，我最好什么也别说，而且，其他人可能都比我懂得多，我并不想让他们知道我是这么无知。”这些人常常会对自己许下渺茫的诺言：“等下一次再发言。”可是他们很清楚自己是无法实现这个诺言的。每次的沉默寡言，都是又中了一次缺乏信心的毒素，他会愈来愈丧失自信。

从积极的角度来看，如果尽量发言，就会增加信心。不论是参加什么性质的会议，每次都要主动发言。有许多原本木讷或有口吃的人，都是通过练习当众讲话而变得自信起来的，如萧伯纳、田中角荣、德谟斯梯尼等。因此，当众发言是信心的“维生素”。

（5）学会微笑

大部分人都知道笑能给人自信，它是医治信心不足的良药。但是仍有许多人不相信这一套，因为在他们恐惧时，从不试着笑一下。真正的笑不但能治愈自己的不良情绪，还能马上化解别人的敌对情绪。如果你真诚地向一个人展颜微笑，他就会对你产生好感，这种好感足以使你充满自信。正如一首诗所说：“微笑使疲倦者的休息，是沮丧者的白天、悲伤者的阳光、大自然的最佳营养。”

总之，每一个青年人都要尽情地展示自己的青春风姿和天真气息，以热情、开朗的态度面对人生，让快乐的生活拥抱我们吧。

3.改变认知：感受世界的美丽

生活中我们快乐与否，并非完全取决于事物本身，在更大程度上取决于我们自己，取决于我们对事物的认知态度。

假如我是一名学生，我的一次考试成绩很好，许多同学向我祝贺。如果我的理解是“他确实在赞扬我”，会产生感激、成功等愉快的体验；如果我认为“他是在讽刺我”，则又会有恼怒、嫉恨等消极情绪感受。而这一切都取决于我们自己对祝贺的认知！真诚地信任同学，我们就会有灿烂的笑容；反之，只能陷入烦恼的深渊。如果我们确实烦恼不已，那么不妨改变自己的认知去感受世界的美丽。

我们不大容易改变环境，但却可以改变自己，自己可以创造生命中的阳光。

塞尔玛陪丈夫在一个沙漠中驻军，常常自己一个人留在小铁皮房子里，奇热无比，周围都是不懂英语的墨西哥人和印第安人。她难以忍受，写信告诉父母想回家。父亲回了一封信，只有两行字：“两个人从牢中的铁窗望去，一个看到泥土，一个却看到了星星。”这两行字永远留在她心中，改变了她的生活。

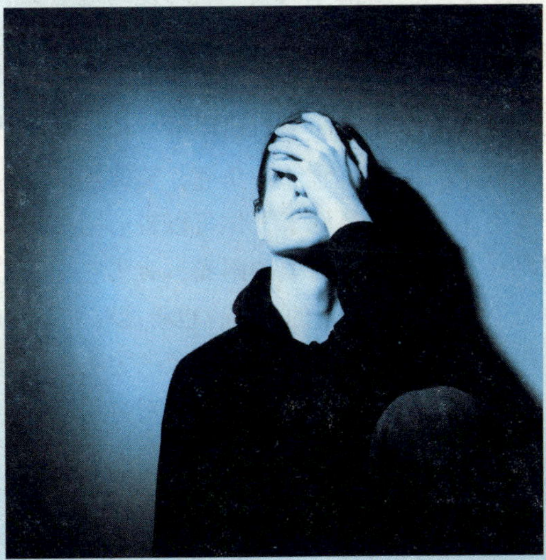

从此，她观看沙漠的日落；寻找几万年前留下的海螺壳；她和当地的人交朋友……沙漠没有变，小铁皮房子没有变，气温没有变，印第安人也没有变，改变的只是她的心态。

“智慧的本质就是适应”，有人这样说。“所谓命运就是对环境所作的反应方式。”日本森田正马博士如是说。那么如何改变我们对外界事物的认知态度呢?

（1）改变认知从微笑开始

西班牙内战时，一军官被俘。在即将被处死的前夜，他掏出仅有的半截香烟，想吸上几口缓解临死前的恐惧，却没有火。在他再三请求之下，看守总算毫无表情地掏出火柴，划着火。当四目相对时，军官不由得向士兵送上了一丝微笑。令人惊奇的是，那士兵在几秒钟的发愣后，嘴角也不太自然地向上翘了，最后竟也露出了微笑。后来两人开始了交谈，谈到了各自的故乡，各自的妻子……最后，那士兵竟然动了感情，并悄悄放了他。

西方一心理学家做过微笑训练的实验，要求参加者每天坚持对人微笑。1月后，有人感激地说：“我每天坚持这样做。刚开始时，大家感到惊讶，后来习惯了。家庭中得到的快乐，比过去1年中得到的还多。现在我已养成习惯，而且我发现人人对我微笑，以前对我冷若冰霜的人现在也显得热情起来……”

多么奇妙的微笑啊！它可以沟通心灵，融洽关系，能驱走阴冷，使我们的生活充满阳光。心理学家告诉我们，外部的体验越深刻，内心的感受越丰富。也就是说，有了外部的“笑容”也就有了内心的“欣喜”。每天晚上对镜中的“你”笑上几分钟，然后含笑而眠；早上起来，心中默念“嘴角翘，笑笑笑”，你会发现因为有了笑容，也就有了好心情！好了，你可以带着微笑出门了，去面对你的朋友、老师……笑容是生活中的阳光，有了它，我们才有良好的关系、乐观的心态，才会有真正的生活，也将拥有真正的成功。

拍过皮球吗？我们用多大的力去拍它，它也会用同样的力来“回敬”我们。现实中，我们怎样对待生活，生活也就怎样对待我们；我们怎样对待别人，别人也会以同样的方式对待我们。

我们总是希望别人对我们友好，总希望得到别人的赞许，看到别人对我们的微笑，可却忽视了自己对别人的态度，忽视了对别人送上一丝的微笑。

微笑不但能融洽关系，同时更是一种积极乐观的心态，能微笑地对待别人，也必然能以乐观的态度对待自己。

（2）改变认知还要学会赞美别人，善于改变自己的处境

我们往往习惯并专长于寻找别人的缺点，其实只要我们用心去发现并形成习惯，便会很容易看到别人的长处。赞赏别人所付出的永远小于被赞赏者所得到的。我们可以“投其所好”（和同学谈他们的爱好）；可以“抓住特点”（你的字写得真好、球打得不错）；还可以“巧传他言”（别人都说你义气、别人都夸你聪明）。

发自内心地去发现他人的优点并且赞美他人吧！它能使别人愉快，也能使我们自己拥有欢快的氛围，改变自己的生活处境，并使我们感受到生活的幸福。

（3）理解医生的认知治疗理念，积极配合，改变自我

认知治疗是根据人的认知过程，影响其情绪和行为的理论假设，通过认知和行为技术来改变求治者的不良认知，从而矫正并适应不良行为的心理治疗方法。通常通过“发现问题、回答问题、积极行动”的模式支持患者解决自身的抑郁症状。“发现问题”是指首先要知道自身的精神状况，注意自己的情绪变化，言行举止有无异常，以及感觉思维的差别和身体反应等；“回答问题”是指要识别并记录自己的错误想法，再写下一个较为实际的选择答案；“积极行动”是指将新的应对模式应用于实际，例如在工作中不能得心应手，则积极学习来提高自己的技术水平，或者寻找新的工作。认知治疗的目的是发现并改善病态的认知，重建新的应对模式。

认知治疗常采用认知重建、心理应付、问题解决等技术进行心理辅导和治疗，其中认知重建最为关键。心理困难和障碍的根源来自于异常或歪曲的思维方式，通过发现、挖掘这些思维方式，加以分析、批判，再代之以合理的、现实的思维方式，就可以解除患者的痛苦，使之更好地适应环境。

认识自己的不良认知，并用积极的心态改变自我，我们会充分地感受到这个世界的美丽，从而降低抑郁的威胁！

4.拉你的手支撑我的世界

疾病对人是一种威胁或危害，同时，它又是不直接以病人意志为转移的客观过程，病人往往多少有些不安全感。不安全感本身对病人构成一种新的危害。它可以破坏病人稳定而愉快的心情，造成焦虑、疑虑和恐惧，也为有关疾病的错误观念大开方便之门。不良的心情往往造成病人身体功能的紊乱，阻碍疾病的康复，它还使自我感觉恶化，使疼痛加剧。支持性心理治疗是患病造成的不安全感的有效“拮抗剂”。

疾病可以妨碍一个人执行其社会功能，如工作、学习、社交和操持家务等，这在慢性病人身上尤其突出。破相和残疾可以导致严重的自我贬值，使人丧失自信和悲观失望。对于这些病人，支持在于帮助他们看到自己的才能和潜力，鼓励和指导他们循序渐进以达到某种目标。除了躯体患病以外，需要支持的情况还很多，如失恋、失业、考试落第、亲人死亡、夫妻感情危机，以及各种生活事件造成的挫折和失败，损失和不幸，都需要支持。抑郁症的病人同样也需要支持。

一个抑郁症患者的体验中很容易出现“我的世界崩溃了”“谁能来支撑我？”这样的观念，如果你是一名精神科医生或者想要给患者一点帮助，那么请你伸出双手，对他说：来吧，拉我的手，你的世界会得到改变！

为了实现这个目的，本文简要介绍一些支持性心理治疗的基本概念和方法，以供参考。

支持疗法是心理医生应用心理学知识和方法，采取劝导、启发、鼓励、支持、同情、说服、消除疑虑、保证等方式，来帮助和指导病人分析认识当前所面临的问题，使其发挥自己最大的潜在能力和自身的优势，正确面对各种困难或心理压力，以渡过心理危机，从而达到治疗目的的一种心理治疗方法。

治疗技术包括以下几个方面：

提供适当的支持。当一个人心理受到挫折，最需要的莫过于他人的安慰、同情与关心。这一原则就在于提供所需的心理上的支持，包括同情体贴、鼓励安慰、提供处理问题的方向与要点等等，以协助求治者渡过困境，处理问题，应付心理上的挫折。但需注意的是：施治者的支持要适度、且有选择性，就像父母不宜盲目疼爱或袒护自己的孩子一样。通常说来，“支持”不是“包办”，施治者要考虑求治者所面临的心理挫折的严重性、自身的性格及自我的成熟性，应根据处理问题的方式及应付困难的经过而做适当的支持，此外，支持并非仅口中说说，而应在态度上有真切表示，让求治者体会到事情并非想象的那样糟。同时，鼓励患者所叙说的要有事实依据，不能信口开河、乱编一气，否则对方不会相信并接受的。

调整对“挫折”的看法：协助求治者端正对困难或挫折的看法，借此来调节并改善其心理问题。例如：做父母的常因子女顶撞或不听话而气愤难平、施治者可帮助父母了解子女青春期的心理特点，说明子女向自己的父母表示意见，甚至提出相反的见解，是可喜的事情，这表示孩子已经长大，开始有了自己的独立见解，并非完全是不敬长辈的表现。假如能以此想法去看待孩子的行为，就不用特别生气，也就能以稳重的心态去应付年轻人的言行了。总之，检讨自己对问题和困难的看法，调整对挫折的感受，常能改变自己对困难的态度，使自己用恰当的方式去面对困难，走出困境。

善于利用各种“资源”。此原则是帮助求治者，对可利用的内外资源进行分析，看是否最大限度运用了“资源”，来对付面临的心理困难和挫折。所谓资源，其范围相当广泛，包括家人与亲友的关心与支持、家庭的财源与背景、四周的生活环境及社会可供给的支持条件等等。当一个人面临心理上的挫折时，往往会忘掉可用的资源，而不去充分利用，经常低估自己的潜力，忽略别人可以提供的帮助。心理医生应在这方面予以指导，助其渡过难关。

进行“适应”方法指导。其重点之一就是跟求治者一起分析，寻求应付困难或处理问题的恰当方式方法，并指导求治者正确选用。例如：因害怕父母生气而不敢给父母成绩通知单；自己没信心而怀疑自己的配偶不贞，因而常常吵架，破坏夫妻感情。这些都是不明智、不健康的处理方式。因此指导求治者只有面对自己功课不好的现实，迎头赶上，才是积极的适应方法；尽量与配偶和好，保持良好感情，不但可维持夫妻关系，还可提高信心。支持疗法的重点可放在分析、指导求治者采用何种方式去处理心理上的困难，并考虑如何使用科学而有效的适应方法。

5.七情之伤

中医的“七情”包括喜、怒、忧、思、悲、惊、恐。七种情志变化，是机体的精神状态，喜伤心，怒伤肝，忧伤肺，思伤脾，恐伤

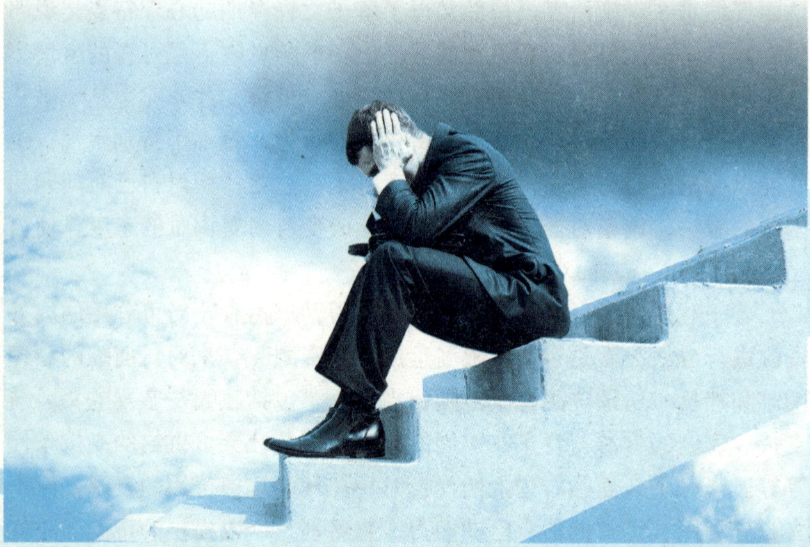

肾。七情相生相克，循环不已，是祖国传统医学的瑰宝之一。“忧、思、悲”易发抑郁之情，“惊、恐、怒”易为焦虑之情。文学记载常有“积郁成疾”之说，可见“抑郁症”一词，古已有之，其发病状况，我国医书《素问》早有记载。

正常的情况下，七情是人对外界环境各种刺激的生理反应，一般不会使人致病。只有突然、强烈或长期持久的情志刺激，超过了人体本身的正常生理活动范围,使人体气机紊乱、脏腑阴阳气血失调，才会导致疾病的发生，由于它是造成内伤病的主要致病因素之一，故又称“内伤七情”。如果精神刺激过度，常可引起体内阴阳、气血以及脏腑功能活动失调而产生疾病。

七情致病伤及内脏，主要是影响脏腑的气机，使脏腑气机升降失常，气血运行紊乱。不同的情态刺激，对气机的影响也有所不同。七情影响脏腑气机的病变规律，《素问》概括为：怒则气上,喜则气缓，悲则气消，恐则气下，惊则气乱，思则气结。

怒则气上，是指过度愤怒可使肝气横逆上冲，血随气逆，并走于上。临床可见气逆，面红目赤，或呕血，甚则昏厥猝倒。

喜则气缓，包括缓解紧张情绪和心气涣散两个方面。在正常情况下，喜能缓和紧张，使心情舒畅。《素问》说：喜则气和志达，营卫通利，故气缓矣。但暴喜过度，又可使心气涣散，神不守舍，出现精神不能集中,甚则失神狂乱等症。

悲则气消，是指过度悲忧，可使肺气抑郁，意志消沉，肺气耗伤。

恐则气下，是指恐惧过度，可使肾气不固，气泄于下，临床可见二便失禁；或恐惧不解则伤精，发生骨酸痿厥，遗精等症。

惊则气乱，是指突然受惊，以致心无所倚，神无所归，虑无所定，惊慌失措。

思则气结，是指思虑劳神过度，伤神损脾，可导致气机郁结。古人认为思发于脾，而成于心，故思虑过度不但耗伤心神，也会影响脾气。思虑过度，则伤心脾，暗耗阴血，心神失养则心悸，健忘，失眠，多梦；气机郁结阻滞，脾的运化无力，胃的受纳腐熟失职，便会出现纳呆,脘腹胀满，便溏等症。

中医心理治疗是根据抑郁症情志所伤、肝气郁结的病因，医者以言行、事物为手段，激起患者某种情志变化，以达到控制另一种病态情绪为目的的疗法。古代医家如文挚、华佗、子和、丹溪、石山等，就已成功地应用以情胜情调治神志异常之病。

6.家庭环境与抑郁

情绪发展是个体心理发展的重要内容之一，对个体的生活适应、潜能的充分发挥等具有极为重要的作用。由于儿童身心的迅速发展，与周围环境的互动逐渐增多，而他们的自我调节能力尚未充分发展，各种生理、心理机能尚未达到成熟、稳定的水平，因此，他们往往比成人更易出现抑郁等情绪障碍，而且其身心发展也更易受到情绪障碍的不良影响。

由于家庭是儿童社会化的第一场所，父母是他的第一交往对象，家庭环境无疑对儿童的成长发育有重要的影响。探讨家庭环境与抑郁的关系，识别其中的保护性因素和危险性因素对于儿童抑郁障碍的及早预防、鉴别和矫正具有重要意义。

在探讨家庭环境对儿童抑郁等情绪问题的影响时，一种较为常见的研究模式是回溯式研究，即由患有抑郁障碍的成人回忆自己在儿童时期与父母的交往方式以及家庭的特征等，或对父母为抑郁患者（成人）的身心发展水平进行测量，以此来考查家庭环境对个体抑郁的影响。但这类研究往往无法保证回溯式信息的可靠性，对父母的特征也缺乏详尽、直接的测量，因而使研究效果受到影响。鉴于这种原因，近来研究者更倾向于通过考察抑郁儿童对家庭环境的评价、父母有抑郁倾向的儿童的身心特点及他们出现抑郁问题的几率等来探讨家庭环境对儿童抑郁的影响。此外，研究者不再仅仅关注家庭环境因素本身

（如母亲抑郁）是否会加大儿童出现抑郁的危险性，而是致力于考查种种家庭因素作用的潜在机制。

在众多的家庭因素中，父母患有抑郁障碍是儿童出现抑郁或其他情绪障碍的最为严重的危险性因素之一，对儿童的身心发展具有巨大的破坏性。已有研究多集中探讨母亲抑郁对子女发展的影响，近年来，父亲的作用也开始受到重视。研究发现，父母抑郁对孩子的影响主要来自两方面，其一是遗传作用，父母抑郁的儿童可能天生具有异常的神经调节机能；其二是不良的亲子交往方式和消极的情感联系，抑郁的母亲通常较少参与孩子的活动，较少表现出关爱、接纳，更倾向于表现出拒绝、挑剔、敌对的态度，容易发怒，并且多以强制的手段控制儿童的行为，而不是与孩子平等地协商等等。这种不良的亲子交往使儿童长期处于消极的心理环境之中，影响了儿童认知、情感的正常发展，并且由于父母的行为榜样作用，使孩子无法发展起应对生活中负面刺激的有效技能和人际交往能力，从而加大了孩子出现抑郁等情绪问题的可能性。反之，如果父母能够给予孩子更多的理解、信任和支持，则有助于儿童发展自我效能感和较高的自尊，有效地调节自己的行为和心境，从而减少面对困难、挫折时的不良情绪反应。

父母的教育、管理方式是探讨较多的另一个重要因素。在父母的心理特征方面，如果父母对儿童的控制性、侵入性过强，则会妨碍孩子对情绪和行为的自我管理、调节能力的发展，导致儿童缺乏自我控制感，自我评价下降，压力、冲突增加，从而增大出现抑郁等情绪问题的可能性。在父母的行为特征方面，将孩子的活动限制在固定的家庭规则或程序之内，孩子的一举一动均在父母的严格监控之下，亲子之间缺乏坦诚、平等的交流，或者家庭内部缺乏明确、合理、一致的行为规范，对孩子的管理过于松散，缺乏稳定的家庭教育氛围等，这些均可能导致儿童青少年的抑郁、社交退缩，以及攻击、不服从等问题行为。

婚姻状况也是影响儿童抑郁的重要家庭因素之一。父母之间经常发生冲突的家庭以及离异家庭的孩子更可能出现抑郁问题。研究者认为，儿童的安全感是婚姻状况与儿童身心发展结果之间的中介因素。儿童可能会从父母的相互关系中，以及自己与父母的关系中寻求安全感，而安全感往往是激发儿童行为的动机。由于不良的婚姻关系会使儿童形成不安全的表征，因而加大了恐惧、抑郁、戒备、敌对等适应性问题的发生率。此外，贫穷、父母的文化程度偏低等因素也会加大儿童出现抑郁等情绪问题的可能性。

研究表明，儿童抑郁问题与一系列家庭因素密切相关。进一步研究发现，各种家庭因素之间、父母与儿童之间存在着复杂的相互作用关系，在这种复杂的关系之中，某些因素会对上述家庭因素的影响产生加重或缓和的作用，这些因素被称为调节性因素。识别这些因素及其作用机制对于深入揭示家庭对青少年情绪发展的影响，发展有针对性的预防、指导、治疗方案具有重要意义。

成人的抑郁症状通常会持续一段时间，并且容易复发。因此，父母抑郁的时间特征，如第一次出现抑郁时孩子的年龄、持续的时间等则是一个非常重要的调节性因素。一般认为，大一些的孩子的行为系统可能更为成熟，也可能已经发展了一些应对策略，因此受到不良影响的可能性较小。而年龄越小的孩子越易受到父母抑郁问题的影响，损害越严重。此外，儿童自身的特征，如气质特点、性别、认知能力、社会能力等，可能会影响父母与自己的交往方式，进而反过来影响到自己的发展。除父母之外，其他重要亲人的身心特征、与儿童的关系等也会对各种家庭因素的影响起到加重或缓和作用。

总之，心理行为层面的研究发现，一系列家庭环境因素会对儿童的抑郁问题产生直接或间接的影响。例如，母亲抑郁可能直接影响到儿童的神经生理发展，亲子之间消极的情感联系、不良的沟通方式、极端、权威型的教养方式、婚姻矛盾、贫穷、低学历等，这些都会加大儿童出现抑郁问题的可能性。而儿童与家庭因素的相互作用、儿童自身及其他人的特征等则可能对上述影响起到调节作用。

7.如何与心理医生打交道

几乎每一个抑郁症患者在与心理医生打过交道之后，会产生如下想法：咨询真贵，药费真贵；我痛不欲生，你怎么还是那么冷眼相看；我问你的问题，你总是用专业术语来解答，那我还不如去看书；你究竟想不想帮我，能不能帮我；你到底懂不懂；你到底是收钱，还是在救人；下次再也不来了！

有这样的想法说明自己已经采取了正确对待疾病的方法，或许这个时候离治愈只有一步之遥了，咬咬牙坚持下去，疾病的恢复就在眼前。

抑郁症患者对自己疾病的认识过程包括：未知阶段，即对于抑郁病理完全不了解或一知半解，并未认识到自己长期的情绪低落是一种病症；恐慌阶段，对于自己的症状产生恐惧心理，亟待探求原因；部分患者产生绝望想法，对于未来彻底丧失希望，产生轻生念头；自救阶段，寻求专业医生帮助或自行调解；渐进阶段，逐渐由抑郁病症转向长期甚至永久抑郁情绪，或逐渐好转。

这5个阶段中，恐慌阶段与绝望阶段最为严重和危险，轻则丧失生活能力，重则抛弃生命。通常情况下，与心理医生的接触，都是在经历这两个阶段之后，自发或者被要求去做心理治疗。而这个时候，是患者情绪最不稳定，也是最急切的时期。患者急于了解自己患病的真相和原理，急于短时间内治疗甚至治愈自己的疾病，于是便对心理医生产生了依赖感。而这种依赖感一旦得不到确定的回应，患者会由希望急剧地转为失望，甚至会放弃治疗，任由自己的抑郁情绪发展甚至恶化下去。

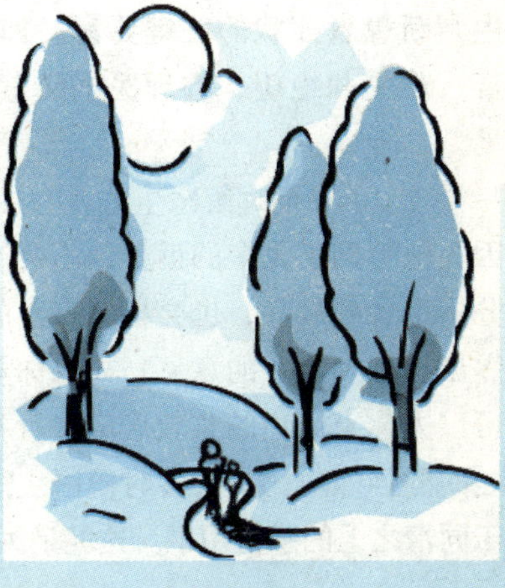

自救阶段中，患者通过与其他有相同病史的患者之间的交流和接触，并通过网络获取进一步深入地了解抑郁病理及心理知识，寻求自我释放和自我拯救。部分患者形成了自己对于抑郁症致病及治愈的认识，有一些是正确的，有一些是错误的。而这其中却没有一个通行的判断标准，导致部分患者误入歧途，耽误治疗的时期，造成病症的进一步恶化。

如果这个时候患者能够找到医疗机构寻求专业的帮助，无疑是一件幸事。但是期望坐在医生办公室，病自己就好起来显然太被动。那么如何最大限度地利用与心理医生对话的时间，解决自己的疑问，揭开困扰心灵的谜团呢？首要的一切当然是要先做好了解和准备工作，主要包括以下几个方面：

（1）向心理医生倾诉的重点是什么？首先当然是叙述自己的病史，医生需要患者提供正确的病史来确诊病例。简短地交代一下自己的病史，包括发病时间、持续时间、病症特点及最严重的心理状态，一定要简短并客观。重点说明自己在哪种情况下会产生焦虑和烦躁心理。在什么样的环境中会觉得舒适和安心。若幼年时经历过重大创伤和虐待，一定要讲明。有一些隐秘的事情，也是必须清楚交代的，譬如性取向偏差、手淫、偷窥欲望、强迫症状、自杀心理等等。这是医生判断患者症状的关键要素。如果患者不向心理医生描述自己的痛苦、难受和绝望，心理医生又怎么可能有一个正确的诊断和治疗意见。

（2）如何理解医生的态度？也许有些医生会显得没有什么表情，因为他听到了太多的诉苦，不会产生很强的同情心，但是他会致力于分析患者的病症，也会根据自己的判断有针对性的询问相关的问题并提出检查和治疗的意见。如果你对于医生的不热情十分失望，那么你可以去你家周边的急救病房去看看心急火燎的家属和慢慢悠悠的医生之间的强烈对比。很多时候医生需要的是冷静而准确的判断，不是基于同情之上的感情用事。这就是医生和患者及家属的不同之处。

不同的疾病阶段，医生心理治疗的重点是不一样的。疾病严重时是需要药物和物理治疗，这个时候支持性心理治疗将起到最重要的作用。当情绪开始好转后，认知性心理治疗和其他的一些心理治疗方法起的作用会更多。

认知错误的种类，实在太多，每个人都会有，而且很微妙和隐蔽。专业的心理医生，需要与患者进行对话之后，才能判断出患者真正的错误在什么地方。而且，这样的对话周期非常长，因为患者会因为潜意识而把话题转移，以至于没有经验的心理医生产生错误的判断。

因此，当我们面对心理医生的时候，要抱着一种对话的心态，寻求帮助的心态，希望了解自身状况并得到治疗的心态。要始终相信自己的问题在医生的帮助下能够得到很好的解决，解决的根本在于自身的认知水平，医生只是辅助作用，虽然这种辅助有时候是必不可少的。

（3）正确认识心理治疗及医生的水平。5个手指有长短，心理医生的水平自然也是参差不齐的。实际上，很多新出道的医生是在与病人的接触中，逐渐地强化自己的专业水平。我国目前的心理治疗发展的时间很短，许多拿到执业证书的心理医生也未必真正具备心理治疗的能力。年轻的心理医生，因为接触的患者少，积累的经验少，所以对于患者的情况分析就有可能产生偏差。而年纪大的人呢，因为见到的太多，见怪不怪，他心里对于治疗的一套流程可能在刚刚与你接触的时候，就已经很明了。但是他不会很详细地解释给你听，因为你不太可能坚持按照他的流程来做。第一是因为老医生的咨询费用很贵，你承担不起。第二是因为抑郁症患者没有不经常换医生的。

医生的水平，决定了你的治疗的效果和效率。若你栽在一个不学无术的医生手里，那么你是不幸的。如果你错过了一个能拯救你的医生，你也是不幸的。那么，我们如何来判断医生的水平高低呢？

高水平的医生不会指责你。有一些医生会以你家人的身份来劝导你，甚至指责你的一些过激行为。如果你碰到的心理医生用这样的口吻说话，那么你就和他说拜拜。

第一次见面，高水平的医生不会说很多。如果医生不听你说，而是自己在武断地分析，那么你也要说拜拜。一个负责任的心理医生，总是用很少的话来让你说很多话，然后他通过你的话来得出自己的结论。这些结论会让你感觉到轻松。

这个世界上，没有万能的心理医生，越是经验丰富的医生，越是举重若轻，他们不会把你看成上帝，而是看做小孩。他会哄你，却不会承诺给你。如果有医生给你承诺，说你的病没什么大不了的，我手到病除，那么，你赶紧换医生吧。

能给你很大启发的医生是高水平的。有一些医生照着书本上的字给你做诊断，然后按照教义，进行咨询。如果你听到太多条文化的东西，就不要坚持了。不如自己花钱买书看。真正好的心理医生，都是脱离书本，自己有一套属于个人领悟的治疗方法，如果他经验足够丰富的话，会根据不同患者的情况应用不同的方法来治疗。因此，如果一个心理医生说出来的话让你获益匪浅，那么花钱来咨询也是值得的。

对于心理咨询的传说，有些患者会认为心理医生是神仙，能参破你脑袋中深藏的秘密。然而神话终究是会被打破的。心理咨询并不神秘，它的机制原理取决于抑郁症的致病道理。

通常情况下，患者因为某些事件或者经历，尤其是幼年时期的遭遇，会在人格上、认知上、思维上，产生某些偏差。偏差包括自负，追求完美，自我攻击等等不良的思维方式，而这些不良思维方式会在社会生活中造成影响，如果这种影响影响到了患者的生活，造成患者的抑郁情绪，并且这种抑郁情绪长期存在，那么脑袋中的化学物质分泌就会失衡，抑郁情绪就会变成生理症状，就是抑郁症。

心理医生的作用有两个：第一，治疗生理症状，吃药是首选；第二，矫正患者的心理认知偏差。这样的矫正，是通过各种方法实现的，比如对话、测验、催眠等等科学系统的方式进行的。需要注意的是，因为人的认知偏差是一种思维方式，根固于患者的脑袋中，如果要调整的话，则需要很长时间来进行。这也就是抑郁难治的根本原因。

8.如何看待抑郁症在认知水平上的成因和康复

如果把人的情绪，比作一个天平，那么世界上绝大部分的人都是在快乐和悲伤之间不断地起伏着。而对于抑郁的人而言，天平已经不再平衡，归于悲伤的那一端，被添加了太多的分量，以至于无论你怎么挣扎，都无法让天平回复原有摆动的状态。

情绪低落的原因有很多，每一个患者的经历不同，原因就不同。细分下去的话，有一些因为生活压力过大，有一些因为人际关系破裂，有一些则是怪癖引发别人的歧视。还有一些，源于突发的意外情况，譬如婚姻破裂，亲人死亡，重大失败等等。通常情况下，罹患抑郁的人，是经历了一段长期的情绪低落之后，才会发展到病症的状态。情绪低落与病症是有区别的，因为世界上几乎每个人都会情绪低落，但是并不是每个人都会发展到抑郁的状态。那么，究竟是什么，导致了抑郁呢？认知的偏差和错误导致患者无法用正确的眼光、合理的思维来处理生活中出现的种种不如意，导致情绪始终处于低迷状态。而这种低迷状态对使患者大脑里的神经递质的分泌发生微妙的变化，患者就会由情绪低迷进入抑郁状态。

对于大部分抑郁患者而言，抑郁并不是因为突发性意外因素造成的，而是长时间的非正常的生活状态形成的。譬如，某人很害羞，与别人接触时，会紧张害怕。有一些内向的人会在与别人越来越多的接触中，逐渐改掉紧张害怕的问题。但是还有一些人，会逐渐发展成社交恐惧症。为什么呢？因为他的思维里，关于与别人接触之后的害羞和紧张，在他自己看来，是可耻的，是令人厌恶的，而自己也不会因为多与别人接触而变得善谈。而且，一些外在的信息，会加剧这样的心态，譬如父母的威逼，朋友同学的笑话，或者心中隐藏的罪恶感，都会加剧紧张和焦虑。久而久之，他可能就会由内向、腼腆，发展到社交恐惧。

抑郁往往伴随着焦虑，而焦虑也是认知错误的后果之一。有时候，焦虑会与认知错误相缠绕，一起滚进抑郁的深渊。焦虑源于对于生活的失控和不安全感，例如社交恐惧症的患者会焦虑，因为怕处理不好与别人交流的过程。与父母关系不好的孩子会焦虑，怕批评，怕体罚，怕被抛弃；父母给的压力太大也会焦虑，因为必须要做得更好，才会让父母满意。几乎每个人都会焦虑，但是大部分人都会在焦虑之后，返回原来的平静。而如果因为自己的认识，或者外在的强大压力，让生活始终处于焦虑之中，且没有方式来释放，没有人来引导。那么，产生抑郁症的几率就相当高了。

关于认知，有无数本心理学专著会详细地向大家介绍，其中有一些是人性格中的通病。譬如好面子，争强好胜，追求完美，或者嫉妒，狂妄什么的。这些性格中的不健康成分，一旦发展到自己不能控制的地步，对于抑郁，那就是开了闸口的洪水，无法抵挡了。

初期的认知错误，如果有合适的引导，是不会造成抑郁症的。但是，几乎每一个抑郁症患者都会面临着来自认知之外的压力。譬如经济危机、家人的不理解、人际关系的崩裂及整个社会大环境的影响。尤其是儿童时期的一些非正常生活环境，对于处在认知成长期的未成年人来说，认知错误发生的几率就会更高。而这些非正常生活环境所造成的心理不健全，会影响到患者成年之后的生活。因此，小时候的遭遇，所以引起的抑郁，是最为普遍的，也是最为严重的。

总之，从认知的角度来说，抑郁的成因在于生活事件的诱发与认知偏差的共同作用。

当各种负性生活事件发生的时候，有的人情绪会低迷，但是某一些坚强的人会慢慢走出来。而这种坚强，正是基于认知而言的，这也便是抑郁康复的重点。坚强并不代表着某人的神经是多么厚重，泰山压顶也不倒。而是因为他有着认知上的优势，他通过这些优势把压力和低迷情绪缓释的能力。尤其是在面对突发性意外时，这些优势就比较明显了。

抑郁的康复，并不是一个简单的治疗过程，而是一个人的成长过程。引用一位患者的话说，抑郁的康复是：时间+药物+关爱+理解+学习。抑郁痊愈的周期很长，要有足够的时间去战胜它；药物治疗是最基本也是最有效的；家人和朋友的关爱和理解是社会支持的一个部分，对于抑郁的康复和回归社会十分重要；学习是一个认知的提升过程，在不断地学习中，完善自己的人格，使自己对于生活中所面临的种种问题的看法更全面更透彻更健康，而自身抵抗各种应激事件的能力也会相应地提高。

五、多次被“120”送往急诊科的女教师

桃花盛开的路上有你忧郁的身影吗？感受阳光的气息，战胜抑郁的那一天还会远吗？所有关心你、爱护你的人不都在渴望听到你爽朗的声音、闻到你青春的气息、看着粉色的花瓣慢慢地飘落在你的发上……

案例介绍

病史回顾：1年前的夏季，天气异常炎热，即使在不活动的情况下很快都有一身汗，所以下班之后我更是懒得动。就在此时，一位朋友恳请我帮她看看一位亲戚，在去的路上朋友向我介绍了大致的病情：亲戚是一所重点中学的高级教师，丈夫在政府机关工作，女儿乖巧活泼，正在上大学。家庭成员之间关系融洽。夫妻两个工作单位福利优厚，每年都会安排健康体检，虽然工作繁忙，但多年身体健康，除小小的感冒等常见病，几乎不与医院打交道。

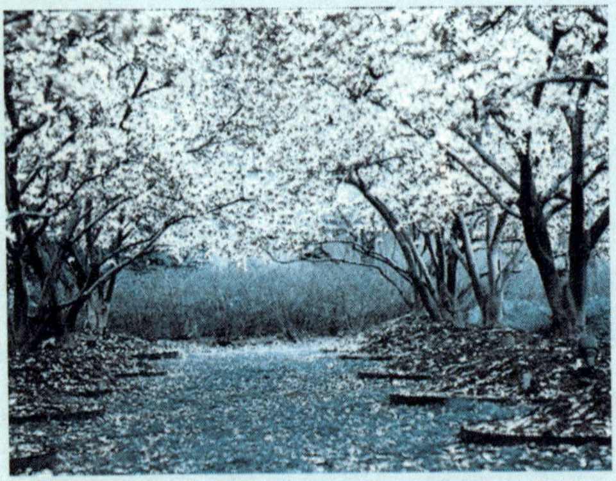

但是这位教师最近半月却频繁出入医院，并且每次都是因为心脏问题呼叫“120”，被紧急送往急诊科，每次去立即吸氧并上心电监护仪，但奇怪的是心电监护显示：除心率达到每分钟120次外没有其他任何异常，医生只是

询问一下病史，前几次留院观察没有来得及用药，半小时后所有症状缓解，之后几次甚至没有留院观察，自己步行回家。回家后患者心脏不适的现象减轻，但情绪低落、高兴不起来、失眠，工作能力显著下降，无法从事正常的教学工作，时而胸闷气短，时而坐立难安，肢体发抖，恐惧害怕，担心随时会死掉，所以离不开家人。

朋友正巧在急诊科工作，看到一个女强人变成了“惊弓之鸟”，便想到了在精神科工作的我。

与精神科医生的交流：患者极其配合，对发病的每一个细节都能详细讲述，沟通起来十分顺畅。

按照患者对自己的评价，她是个不折不扣的“工作狂”，近几年都在带毕业班，加班加点都是家常便饭。好在丈夫很支持自己的工作，女儿自理能力强，几乎不用在家务上费心劳力。全心全力的工作，成绩自然有目共睹。因为成功更是意气风发，觉得天下没有自己做不到的事情，可谓春风得意。

谁知正在运筹帷幄，打算继续挥马扬鞭之时，一个工作能力与自己不相上下的同事体检时查出了乳腺癌，紧接着手术、化疗，同事迅速憔悴委顿下去，工作自然是没法坚持。在一次探望病人之后，她不知不觉开始了惶恐的生活。先是满脑子同事虚弱的模样，渐渐联系到自己，两个人事业差不多，家庭差不多，年龄差不多，性格差不多，会不会也会出现类似的病情？如果出现该如何是好？带的都是毕业班，正在紧张之时，换老师损失非常大，没有人像自己那样了解各个孩子的情况，一旦松懈，如果有几个孩子考不上大学，耽误了前途可怎么办？学校的升学率也会大受影响，一定会影响自己辛辛苦苦建立起来的声誉，也不会再被校领导重用，甚至会被劝退，而女儿还在上大学，工作还没有着落，自己生病还会影响她的婚姻。丈夫仕途正是一帆风顺之时，如果因为要照顾自己影响了前途又该怎么办？如果不幸自己撒手人寰，中年丧妻早年丧母的悲剧就会在这个家庭中上演了……

她开始辗转反侧难以成眠，第二天醒后头昏脑涨，注意力不集中，记忆力下降。越想好好睡一觉越难入睡，那些不愉快的想法挥之不去。数绵羊、喝牛奶，做操、做瑜伽，能在网上找的方法挨个试过，仍是没法在两点以前入眠。再渐渐的，醒得越来越早，甚至有时2点入睡4点醒来，再次陷入那些苦恼之中无法自拔。看起来疲惫困倦，没精打采，少言寡语，以前积极参加的话题也没有吸引力了，甚至连精致得体的衣着都发生了变化。同事们开始关心询问她怎么了，是病了还是家中有事。丈夫也觉察到她的变化，但听到所思所虑的内容时又觉得匪夷所思，认为她根本是杞人忧天，还开玩笑说她变成“林妹妹”了。的确，林妹妹的恹恹病体如同附了身，食欲越来越差，体重明显下降。头痛、腹痛、胸闷憋气愈加明显。终于在一个无眠的凌晨，心慌气短，胸痛憋气，四肢无力，冷汗淋漓，不得不唤醒丈夫，拨打“120”被送到急诊科。但数次急诊科的“不治”经历让自己也有了怀疑：到底是疾病还是心理问题？在这种情况下，听取亲戚提出的建议看精神科。

患者看起来非常健谈，一上来絮絮叨叨地讲了一大堆，不过基本的情况我已经掌握很是详细，我又就一些重点问题提问，患者详细地一一解答。

“你的心情是怎样的？”

“我的心情很不好，尤其是最近，没有什么能让我高兴起来，甚至女儿从学校回家，我也没有高兴的体会。以前再忙，孩子回家我总是很愉快，想着买菜卖肉给孩子做点好吃的补充营养，毕竟学校不像家里伙食好。也愿意跟女儿聊天，很想知道她在学校的生活，有没有困难，有没有收获。可是现在我什么也不想做，也没有力气说话，都是她爸爸在做这些。有时候想想真对不起他们爷俩。尤其最近，我不敢出门，家里也不能没人，我没有上班，我爱人也没法上班，真是拖累他们了。”接过我递去的纸巾，她擦了擦眼角。“不好意思，我又忍不住了。说句不好听的，我甚至想到死，这样大家都解脱，省的连累他们，但又觉他们可怜，没有我会怎样呢？”

“那有过什么打算或者计划没有？”

“还没有。如果真的有，就不用找120了。”

“上班怎么样？”

“我有1周的时间没有上班了。之前的2个月，我的工作状态就和以前判若两人，总是觉得累，没有心劲，脑子好像也变笨了，记不住东西，甚至熟悉的东西也会忘掉。我曾私下里问过学生，他们没觉得我上课有什么不同，但是我自己明白，已经很不一样了。我每天起床都非常困难，总是在放弃与坚持之间犹豫，经常到最后一刻才起床，所以没时间注意仪容，这点同事有看出来的，还问过。”

“月经情况怎么样？有没有夫妻生活？”

“说起这个问题我还真有些怀疑是不是更年期了。小半年了吧，经期总是不规律，有时提前有时推后，量也少了许多，但拖拖拉拉总是要10天才完。我记得妈妈好像也是我现在这个年龄绝经的。爱人对我很好，很关心我，但是我现在对什么都没有兴趣，包括夫妻生活。你是医生，我没有什么可隐瞒的。”

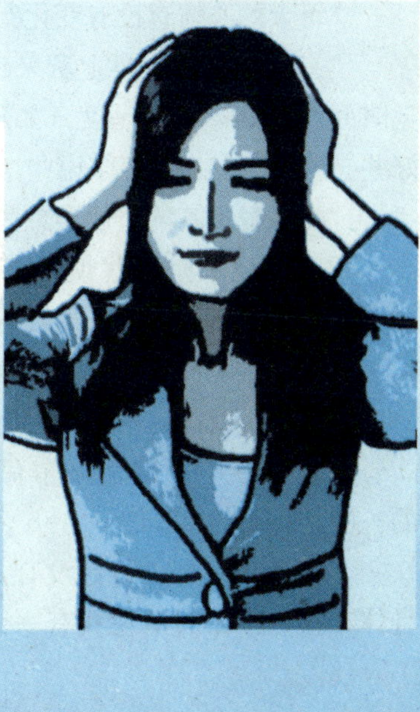

“身体状况怎么样？”

“我以前都不知道什么是生病，每年学校都会组织体检，所以对自己的健康状况一直是信心百倍。可是那个同事病了之后我也开始疑神疑鬼起来，总感到身体的某个部分在隐隐作痛，但又没法具体指出来。有时候是肚子胀，什么都不想吃，不吃也不饿，稍稍吃一点就觉恶心，没有吐出来过，但是就觉得搁在胃里也不消化。也没力气做事，勉强上完班就筋疲力尽了，只想躺在沙发上。又睡不着，胡思乱想。有时候也心慌，勉强活动活动就出汗，再吹吹风就感冒。经常胸闷，好像喘不上气。两个乳房偶尔也会抽痛，有怀疑得了乳腺癌，又觉自己可笑，别人得什么自己也得什么。”

“除了拖累丈夫和女儿之外，还有没有对不起别人？”

“自己现在的工作状态明摆着对不起学生，也对不起学校领导。”

“想没想过自己有罪？”

“没有”

“有没有人背后议论你？”

“应该有吧，毕竟我1周没上班了，同事会有疑问的。”

“他们会议论你什么？”

“就是说我为什么没上班。”

“会不会议论别的，或者说背后议论你的坏话？”

“应该不会，没什么好说的。”

“每天的心情有没有变化？比如说哪个时间段最不好？”

“有吧，好像是早上醒来睡不着，起来又怕打扰爱人。那时候就觉时间真是难熬，真是度日如年，好像时间都停滞了。下午的时候会好些，就像现在，愿意多说些。换做是上午，讲课都没有劲。”

“醒来睡不着的时候会想些什么？”

“唉，还不是那些烦心事。什么得病好不了了；工作不能坚持啦，要痴呆了……你说，我会不会痴呆呢？这么没有记性的。”

“不会的，你放心。有没有整天惴惴不安好像要大祸临头了？”

“没有，就是这一周不敢出门，怕犯病的时候身边没人。”

“你家族中，就是与你有血缘关系的亲戚中有没有得类似疾病的？甚至自杀的？”

“让我想一想，好像没有人有这样的病，我父母现在还都健在，身体都很好。不过听说我有一个姑妈，也就是我爸爸的大姐因为婚姻的问题自杀了。那时我还没有出生，似乎是坐月子的时候吧。”

“还有别的吗？”

“没有了。这算遗传吗？”

“只要有血缘关系就算。你还做过别的什么检查吗，比如甲状腺功能什么的？”

“有啊。”说罢从包中取出一叠化验单和一份病历。“喏，都在这里。想着看医生，都随身带着呢。第一次去医院就检查了一大堆，生怕漏了什么。”我翻了翻化验单，有甲状腺功能的，有胃镜的，还有肝功肾功血糖，头颅CT等等。结果均是大致正常。

“果然很齐全，不愧做老师的，很有条理性。”

掌握病情之后，我的印象是伴焦虑症状的抑郁症，建议住院治疗。但与患者及家属沟通后，均不同意。只好采取门诊治疗方式。先给予支持性心理治疗及认知领悟心理治疗，让患者建立治病的信心，树立积极的人生态度。然后给予帕罗西汀及坦度螺酮治疗。治疗期间并非一帆风顺，患者仍不时出现气上不来、明显的濒死感、大汗淋漓等症状。多次要放弃治疗，遇到这种情况，心理干预是极其重要的，反复给患者讲述本身体验到的不适可能是你的真实感受，但所有检查都未发现异常，药物的治疗有一个滞后效应，请再坚持一下，效果肯定会出来的。就这样一个半月后患者终于有了笑容，心脏不适也未再出现。

案例分析

患者有明显的家族史，病前也有诱发因素，那就是同事的重病不愈。虽然有多次“120”送急诊的表现，很容易与焦虑障碍相混淆。但是患者的核心问题是情绪低落，虽然不能从外表看出，但稍加诱导患者就能明确地表达，比如高兴不起来、工作能力下降，难以起床上班等等，并且在表达的过程中哭泣。患者睡眠障碍严重，早醒明显，抑郁情绪晨重晚轻。躯体不适存在，但未达到疑病妄想，多是躯体焦虑的表现。伴有自责的体验，虽未达到自罪妄想，但是已经流露出厌世念头。好在没有具体的自杀计划。自知力部分存在，治疗也算是积极配合。

这个案例给我们的提示：在长期情绪低落的情况下未引起足够的重视，等伴发焦虑症状出现严重的躯体不适时才想起咨询专科医生，而此时治疗就有一定的难度。一般而言，伴发焦虑症状比不伴焦虑症状的抑郁症治疗难度加大，自杀率也较高，目前已经引起业内人士的广泛关注！这个患者也有明显的自杀倾向，并非完全是抑郁的悲观绝望，主要是焦虑造成的紧张不安，如果达到一定程度，可能会冲动自杀。这是建议她住院的原因。精神专科医院对于自杀有专门的预防措施，虽然不能做到百分之百，但是医护人员警惕性职业化的升高。该患者和家属都拒绝了住院的建议，在向他们详细解释了门诊治疗的风险后，签署一份知情同意书，这是一个专科医生必须履行的职责，并非推卸责任，而是引起足够的重视。

本案例的另一个提示是：对于抑郁症的治疗，心理治疗始终占有很重要的地位，假如没有心理治疗的适时介入，化学治疗很难顺利进行。如果能够住院治疗，医生每天的查房都会给患者解释及支持。家属虽是关心，但往往容易被患者的焦虑情绪所左右，同样“焦虑”起来，相互“传染”以致干扰治疗。

值得赞赏的是该患者做事的条理性，难得有患者看病时记得提供以往的病历，可是她却提供了完整的资料，使得医生的诊断少走许多弯路，很快排除躯体疾病。从另一个角度来看，说明患者对自己的评价是降低的，符合抑郁性认知。

相关知识链接与思考

1.是甲减、假病还是抑郁？

诊断疾病使用排除法，所谓的排除法就是在了解病情、体格检查及专科检查之后，经过归纳综合分析，罗列有可能的疾病，从中选出最有可能的疾病诊断，然后进一步实验室检查确诊。在精神科就诊的患者首先要排除躯体疾病所致的精神障碍。表现为情绪障碍最明显的躯体疾病是甲状腺疾病，甲状腺功能亢进有类似躁狂的表现；甲状腺功能低下有类似抑郁的表现。这里我们介绍甲状腺功能低下的相关知识。

甲状腺功能低下俗称“甲减”，是由多种原因引起的甲状腺激素合成、分泌或者生物效应不足所致的一组内分泌疾病。我们这里需要了解的主要是成年型甲减。病因以主要甲状腺本身的疾病引起，例如桥本甲状腺炎、放疗、缺碘、遗传还有甲状腺内广泛转移癌等；也有一部分因为垂体疾病所致，比如席汉氏综合征，多见女性，起病隐匿，发展缓慢，有时长达10余年才有典型表现。

一般临床表现有畏寒、少汗、乏力，少言懒动、动作缓慢、体温偏低、食欲减退而体重无明显减轻。典型的呈现表情淡漠，面色苍白，眼睑浮肿，唇厚舌大。全身皮肤干燥、增厚、粗糙多落屑，毛发脱落，踝部非凹陷性浮肿。呈黏液性水肿，记忆力减退，智能低下。反应迟钝，多嗜睡，精神抑郁，有时多虑而有神经质表现，严重时发展为猜疑型精神分裂症（偏执型精神分裂症）。后期多痴呆、幻觉，木僵或昏睡。

常有厌食、腹胀、便秘。营养不良导致贫血。性欲减退，女性多有不育。

血常规检查有贫血。甲状腺功能检查血清促甲状腺激素升高。治疗上可对症治疗，例如有贫血者补充铁剂、维生素B_{12}、叶酸；有精神症状的可对症使用抗焦虑药、抗抑郁药及抗精神病药，但要注意这类病人对镇静催眠药敏感，所以用药需谨慎，甚至有人认为应该禁用。治疗原发病为主要目标，使用甲状腺素替代，永久性者则需终身服用。

本案例患者的介绍之中没有躯体疾病，本次看病的过程也去过内

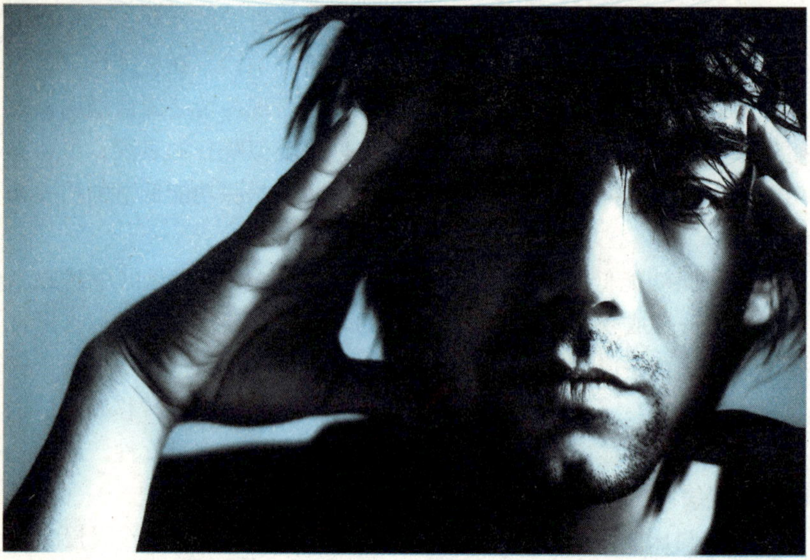

分泌科，又查看过各项化验结果，其中就有甲状腺功能的结果单。虽然在临床表现上有记忆力下降、困乏懒动、少言寡语、食欲减退以及情绪低落，仍是排除了甲状腺疾病。

临床工作中曾经遇到一个这样的病例：患者是被当做“三无”病人送进医院的社会救助病房，之前在寒冬深夜的大街上，漫无目的地徘徊。巡警发现了她，反复询问却问不出姓名、家庭地址，更问不出电话号码和家庭成员联系方式。观其外貌，患者看上去只有四五十岁的年纪，衣着还算整齐，只是嘴唇干裂，面容憔悴，不像流浪很久的。送来的第二天，家人找到了救助病房，将她转入我所在的科室治疗。据她的丈夫提供的情况，患者不到四十岁，但是于10余年前就拒绝出门工作，总是感觉劳累、困乏，渐渐的，做家务也显艰难，大多的时间在闲坐发呆，也不看电视。与亲友疏远，偶尔提起，总是声称亲友都欺负自己，对自己不友好。即便是逢年过节也不走亲访友，甚至连母亲也不去探望。反是与姐姐走动走动，却又总说家人如何不好，弄得姐姐也不大上门了。患者不能料理家务，丈夫又忙于赚钱，没时间打扫房间，家中总是乱糟糟的，陈年的破烂都收在家中，于是刚成年的儿子宁愿吃住在单位也不愿回家。患者吃饭也只是买个烧饼或者等丈夫带外卖回家，偶尔会去超市买些不用的东西，不知怎么就走丢了，送到医院之前已经外出两天，没吃没喝没睡，表情淡漠，问话逐渐能回答，也认识家人，但说不清走失两天的经历。经过检查智力明显下降，不能计算、无法解释成语、更弄不清国家领导人。仍是困乏无力，大部分时间卧床休息，不参与科室的活动，每天由护工将食水端在床边，上完厕所需人带领才能找到病床。心情不好也不坏，回家也行住院也好，不认为有什么分别。从来没有典型的精神病性症状，患者的亲戚家人都不认为她有病，甚至丈夫及儿子都认为患者是装病懒病，直至走失才重视。后实验室检查结果甲减，转到综合医院接受治疗。

以往的经历中，情绪障碍多被冠以意志力不坚强，甚至称为懒病，或者是没病装病。随着医学的发展以及科学知识的普及，精神疾病已经被大多数人所了解、接受。就如本案例的患者，积极地配合能够得到事半功倍的疗效，少走许多的弯路。

但是在现实生活中，还是有许多人把看精神科当成洪水猛兽，避之不及，宁可病着煎熬，也不愿意去精神科就诊，理由是看了精神科就成为精神病人——纯粹的谬论。生病与否、生什么样的疾病，没有人能够自己选择。给疾病贴上道德的标签，归根结底是自欺欺人的无聊把戏。可还是有人受其左右，耽误了最佳治疗期限。尤其是抑郁症的患者，最终被抑郁击垮，而选择自杀。不是因为有了医院才有了多种疾病；是因为有了多种疾病才会萌生出对疾病的认识，进而发展对此类疾病的病因、病理、表现以及治疗的研究。在担任精神科医师的职业生涯中，遇到过不少这样的人，除了没有自知力的病人外，还有不为少数的病人家属，甚至会因为被确诊为精神疾病，而将医生告上法庭。

2.全身的疼痛不是因为神经疾病?

疼痛，覆盖了全身所有系统的每一个器官，从头到脚无一幸免。抛开显而易见的病因，比如炎症、肿瘤、外伤等等造成的。一旦提起不明原因的疼痛，总会想起神经系统疾病，但是也有一种常见的无器质性病因或无足够器质性理由可以解释的慢性疼痛综合征。典型的综合征有慢性头痛、持续的腰背酸痛、不典型面痛、病因不明的腹痛或盆腔痛。虽然这些病人确实是在感受着真真切切的疼痛，并不是假装有病，但是将这些疼痛理解为非躯体性的障碍而是心理生理的障碍更加妥当。这些病例中大多数有一定的器质性的病理变化，但是临床检查结果提示在其中一部分病例中主要是心理因素影响疼痛强度与功能障碍程度。另一些病例中根本找不到器质性病理改变，只有心理因素，这一部分就称为心因性疼痛。某些心因性疼痛病例又可进一步被诊断为躯体化障碍(可表现出众多的，往往带有戏剧性色彩的躯体症状，包括疼痛，典型地累及若干器官系统)，或疑病症(即对一些轻微的症状产生病理性的全神贯注)。

这些病人可能会出现异常的社会行为：表现为活动减少，社会交往退缩，纠缠于躯体健康的烦恼以及在各种级别的综合医院的频繁就医，从社区医院到三甲医院、从中医理疗到西药治疗、保健品的使用、食疗等等，仍难以解决问题。在不是因为癌症造成的持续性疼痛的病例中，这种情况常被称为慢性非恶性疼痛综合征。其中有一个亚型称为慢性顽固性疼痛综合征，病人表现出显著的心理与社会适应障碍，有明显的抑郁情绪，而且功能活动几乎全部丧失。这些病人的特征是持续性疼痛(往往是多发性疼痛)的病史，多种内科与外科治疗的失败，应用许多药物(有时涉及药物滥用和成瘾)的经历，以及睡眠方面的各种障碍。他们无法上班工作，无法履行家庭责任导致家庭关系遭到破坏。常常表现出情绪低落与体力的疲乏，而对医生的治疗方案缺乏领悟力，不能坚持以及持怀疑态度。这种行为可以被病人环境中的各种因素，包括家属、同事的关心、同情而强化。

有这样一个病例，患者是我认识很久的一个朋友，早年的生活一帆风顺，工作、结婚、生子按部就班，波澜不兴。可这种安宁维持到她30岁时发生了变化，市场经济使得就职的部门从人人羡慕的铁饭碗变成了自负盈亏的企业，原本高人一等的工作被认定为服务行业。患者是个高傲的人，适应不了角色变化，工作很艰难。单位在转型过程中效益下滑，收入也大大降低。患者的丈夫也在同一行业工作，认识到知识的重要性，争取到再教育的机会。

患者全力支持丈夫，包揽了全部的家务，工资能省则省。可这加重了与领导同事的矛盾，岗位一调再调。好容易丈夫毕业了，患者也病倒了。开始是胃胀胃痛、食欲下降，渐渐大便溏稀难以成型，全身乏力虚汗淋漓，失眠梦多。休病假成了家常便饭，在各级医院消化科流连，胃镜、肠镜、钡餐透视也不知做过多少遍，结果不外乎胃炎。不同的医生开具不同的药物，均是吃吃停停，从来不按医嘱服药。听说某保健品好，几千元一疗程最多也就吃10天，宣告无用。疼痛从胃肠开始，发展至小便痛、头痛、颈痛、胸痛、四肢酸痛、腰痛，全身上下，无一适处。

见到她痛苦的模样，建议服用抗抑郁药。开始对我不满及疏远："我明明是生病了，医院查不出治不好你们还说我是精神病！"直到多人建议才答应试试，可刚刚吃了两天的药，就说副作用大更加疼痛坚决拒绝坚持。

时间过去了20年，患者已经内退，整日卧床在家。所有家务均不能粘，每日起床的时间不超过两小时，已经工作的孩子除上班外不能离家半步。家中每日愁云惨淡，"我活不了了，我的病根本好不了。你们也巴不得我早死。我也看透了，我年轻的时候伺候你们爷俩，现在我病了，你们都不想管我。别人的儿子像你这个年龄都结婚成家，我也该抱孙子了，你不争气也不结婚，也不做点什么让我高兴的事情。当然我也没力气替你管孩子，还是我不行。"儿子有天哭着对我说："阿姨，受不了我妈的折腾，我都不想活了。"

这样的病例并非没治，主要在于患者对治疗的抵抗以及领悟力的低下。对于这类患者主要的治疗目标应该是维持并改善功能，以及处理心理障碍。这些干预对患有其他疼痛综合征的病例，包括有明确器质性病理基础的病例，也是非常重要的。镇痛剂可以使用，但若单独应用大都无效。

除了心理医生的会诊外，非心理专业人员也可以设计组织一套行为治疗程序来改善病人的功能，虽然行为治疗不能减轻疼痛，但可以改善抑郁情绪。病人首先记录下日常活动情况，以便精确地制订出有可能改善的目标。医生据此提出具体的建议来帮助病人逐步增加躯体活动和社会交往。应该要求逐步增加活动锻炼的时间单位，尽可能不放弃改善功能的行动计划。通过这种方式做到功能活动确实有所提高，疼痛的感觉也会减少。

各种控制疼痛的认知性技术也能起作用，例如，松弛训练，分散注意力，催眠与生物反馈。可以教会病人应用有导向的想象来分散注意力，例如想象自己正躺在海滩上休息，或者在吊铺上安睡，这种有组织的幻想常能为病人带来宁静与舒适。其他一些认知-行为疗法(如自我催眠)则需要特殊的专业训练。应该劝阻病人家属或同事在行为上起到强化疼痛的作用(例如，经常询问病人的健康情况，或坚持不让病人做零星杂务)。医生本人也要避免这种能使疼痛强化的行为，要明确反对病人的不良行为，表扬鼓励病人的进步，在强调功能恢复的同时对疼痛也要进行对症治疗。

应考虑疼痛的非药物治疗，包括经皮电流神经刺激，疼痛激发点的封闭注射，局部的药物喷洒与牵引以及物理治疗。药物治疗有时也能奏效，包括非类固醇抗炎药与抗抑郁剂。如同时有抑郁症状，抗抑郁剂的剂量可酌增。

3.心情不好引起血糖高?

血糖高也就是糖尿病。糖尿病是一组由遗传和环境因素相互作用而起的临床综合征。因为胰岛素分泌绝对或者相对不足以及靶组织细胞，对胰岛素敏感性降低，引起糖、蛋白、脂肪、水和电解质等一系列代谢紊乱。临床以高血糖为共同标志，久病可引起多个系统损害。分为胰岛素依赖型（I型）和非胰岛素依赖型（II型）。I型多发生于青少年，II型多发生于40岁以后的中老年。病因相似：与遗传因素、环境因素以及免疫机制相关。

由此看来，血糖高并不是心情不好引起的。反过来，高血糖会引起神经系统病变，也会引发精神障碍。常见的有：①神经衰弱综合征，疲倦、无力、失眠、烦闷，植物神经症状不显。②抑郁状态，情感低沉、消极，常对本身疾病过分担忧。③焦虑状态，焦虑、苦闷、紧张、恐惧伴有心悸、多汗、脉速等。④幻觉状态。⑤意识障碍，精神障碍的出现与和血糖含量的高低并没有平行关系，有人认为在30岁以上的患者中发生几率较大。

治疗上以治疗原发病为主，也就是先要控制血糖。在此基础上酌情给抗焦虑药及抗抑郁药。新型的抗抑郁药大多有抗焦虑的作用，单一用药相对安全。抗精神病药副作用明显，还有的会引起高血糖，故慎用。

4.胸口的痛难道不是心脏病?

我们常常在电视电影中看到这样的镜头：一位老人在强烈的精神刺激下，也就是面对大怒大喜大悲大惊的事件时，右手捂胸，慢慢倒下。周围的人手忙脚乱、哭喊吵闹：快拿硝酸甘油！原来胸痛就是心绞痛。

其实胸痛的原因有好多种：胸壁疾病，如急性皮炎，带状疱疹，肋间神经炎，急性白血病；心血管疾病，如冠心病，心包炎，肺梗死，肺动脉高压，心肌病；呼吸系统疾病，如胸膜炎，自发性气胸，支气管炎，支气管肺癌；纵隔疾病，如纵隔炎，纵隔气肿，还有其他，如痛风，食管炎，食管癌，肝脓肿，脾梗死等等。胸痛是一种常见的胸部感觉症状，常见于呼吸系统、消化系统、心血管系统、神经系统等疾病。欲识别胸痛的原因，应注意观察胸痛的性质、部位、持续的时间、诱发和缓解的因素、伴随症状等。

心绞痛或急性心肌梗死突发胸痛是心绞痛的先兆。中老年人若因情绪激动，饱餐或者劳累后出现压榨性胸痛，伴有窒息感、恐惧感。有的可自行缓解；有的需含服硝酸甘油后缓解，此时应考虑心绞痛。如含硝酸甘油后仍不能缓解，而且疼痛剧烈，持续时间较长，尤其伴有恶心、呕吐时，则应警惕发生心肌梗死的可能。此时一定要及时就诊，休息、吸氧、做24小时心电监护，并给予相应治疗，以抢救病变的心肌。

除冠心病外，主动脉夹层动脉瘤、自发性气胸也会造成剧烈胸痛。 老年高血压病人突然发生剧烈胸痛，疼痛放射到背部、腰部，伴有大汗淋漓，且心电图没有心肌梗死表现，应考虑此病的可能。这种病很危急，需急送医院抢救。如果是中老年人，有过慢性支气管炎、肺气肿或肺结核的病史。在无任何诱因情况下，突然出现剧烈胸痛、呼吸困难、面色苍白、出汗，可能是自发性气胸，拍胸部X片就可明确诊断。此病较急，必须紧急处理。

另外如第一个病例中的抑郁症也会出现胸痛。这种多为中年女性，有心慌、胸痛、多汗、失眠、多梦、脾气暴躁等症状，自觉深吸气或叹气后上述感觉可缓解，拍X片和心电图一般无异常。诊断此病一定要排除器质性疾病。

5.吗丁啉无效的腹胀

腹胀是临床常见的症状，是由于胃肠道内存在过量的气体所致。表现为腹中胀气感和腹部气体滞留两种现象。当胃肠积气过多时，患者可感到腹部不适，表现嗳气、腹胀、肠鸣亢进。

在临床上引起腹胀的病因大致可分为以下6种：胃肠道疾病常见于慢性胃炎、胃溃疡、胃下垂、胃扩张及幽门梗阻，肠结核、痢疾、肠梗阻及习惯性便秘，胃肠神经官能症；肝、胆与胰腺疾病，如急、慢性肝炎，肝硬化，慢性胆囊炎，胆石症及胰腺炎等；腹膜疾病常见于急性腹膜炎、结核性腹膜炎等；心血管疾病常见于心力衰竭、肠系膜动脉硬化症、肠系膜动脉梗塞等。心绞痛和心律失常亦可反射性地引起腹胀；急性感染性疾病如败血症、重症肺炎及伤寒等。

还可见于手术后肠麻痹、肺气肿、哮喘病、低钾血症、吸收不良综合征、脊髓病变、药物反应、慢性盆腔炎、附件炎、结缔组织疾病及甲减等。功能性疾病，如消化和吸收不良症状和胃肠植物神经功能紊乱等，都可造成积气增多，而产生腹胀。

综上所述，腹胀只是一种症状而非消化道疾病，在精神科当中抑郁症患者也会伴发有腹胀这一常见的症状，当然精神因素引起的腹胀难以用吗丁啉治愈，治疗必须针对抑郁本身。

6.接受抑郁

我们所说的接受抑郁，并不仅仅是指相信确诊结果、承认病情存在，还包括从内心把抑郁症当做很自然的事情去接受，坦然面对，不以抑郁症为借口和理由，不整天把自己困在抑郁之中。

或许您会说：“抑郁让我如此痛苦，我怎么可能不去理会？这么久了都没好，我怎么可能不着急？”

欲速则不达，越着急就越难好。我们越是着急，越是在意各种症状，越是每天花大量的时间和精力研究、琢磨这些，我们对抑郁所带来的感受就越深刻，这些症状的感觉就越明显，对生活的影响就越大，情绪就越沮丧越焦虑——恶性循环下去，怎么能好？

越是在意的，感受就越强烈，影响就越深远。

若要我们越是在意抑郁，抑郁对我们的影响就越大。我们每天脑海里都是“抑郁”两个字，整天关注着自己的心跳是不是加快、头是不是发昏、注意力是不是无法集中，时刻贴着“抑郁”的标签，总是感觉自己和别人不同，我们的精力都集中在体验抑郁所带来的症状之上了——我们在“全心全意”地体会痛苦，怎会“分心”感受快乐和幸福？

是的，我们有很多感受和健康人不一样，但即使我们没有抑郁，就会和别人一样了？每个人都是不同的，有着各自的生活状态，我们目前的状态就是抑郁，仅此而已。就像我们几个月大的时候会尿床，年迈的时候头发会变白，只不过是不同阶段的不同表现而已。

接受抑郁，当做是自然的现象，是生活历程中的某一个阶段，我们就不会过度关注。不过度关注，就不会有那么深刻和强烈的体验感受，从而减少了心理冲突，缓解了情绪压力。

放下对抑郁的恐惧和焦虑，告诉自己：是的，我现在的情况就是如此，就像我以前和以后的情况都会不同而已，这只是目前的现状。就像我今天还有借款没有还清，就像他今天还在为毕业论文担心，就像她现在为了找工作而烦恼，每个阶段都有每个阶段需要面对的问题。但不代表将来和永远。

我们可以把抑郁当作一个很讨厌的朋友：你要看书学习，他非要拉你出去唱歌跳舞；你想睡觉休息，他非要跟你讨论金融危机，每天在我们面前晃来晃去，让我们片刻不得安宁。

这样的朋友需要忍受吗？不需要，就像我们不需要强迫自己去忍受抑郁症所带来的症状一样，忍耐不会起到任何缓解作用，反而会纵容那个讨厌的家伙更加得寸进尺、为所欲为。

那么需要反抗或还击吗？把那个朋友扫地出门？然后他带着气愤和报复的心理在外面造谣生事、在我们家门口吵吵嚷嚷，甚至拿石子砸我们家窗户。和他吵架吗？那可是正中他下怀，他的目的就是想激怒我们或者胁迫我们，我们要一吵起来、打起来，那就更没完了。

怎么办呢？把他当空气。他说他的话，我看我的书，随便他在我们家干什么，随便他做出什么惊人之举，都不去理会，瞧都不瞧他一眼，好像压根就没有他这个人在场一样。他一定会生气，使劲拉着您说话，想引起您的注意。我们还是不理他，继续做我们该做的事，您说他一个人还能闹腾得起来吗？多来几次，总是这样对他不理不睬却也不打不骂的，他觉得没意思，自讨没趣再厚着脸皮也占不到便宜，自然就不会再来了。

当我们把抑郁当做一个讨厌的朋友，骚扰我们宁静生活的不速之客，我们不需要因为一个自己不喜欢的人而大打出手，我们照常上班，我们照常学习，我们照常生活。尽管这个讨厌的家伙总是在身边围绕，赶都赶不走，可他也只是让我们烦恼而已，我们没有因为他闹得辞职退学，没有因为他遭受太大的损失。既然我们的生活秩序还没有受到太大的影响，我们也就不必因为他的存在而对自己严加指责或是怨天尤人。

当我们把抑郁当做一个讨厌的朋友，骚扰我们宁静生活的不速之客，我们知道他就是喜欢胡闹、喜欢恶作剧、喜欢吓唬人，我们不管什么症状发生，都知道是这个家伙在捣鬼，我们心情不好也知道是这个家伙惹得我们心烦，不是因为我们自身有问题。我们可以戴上耳机

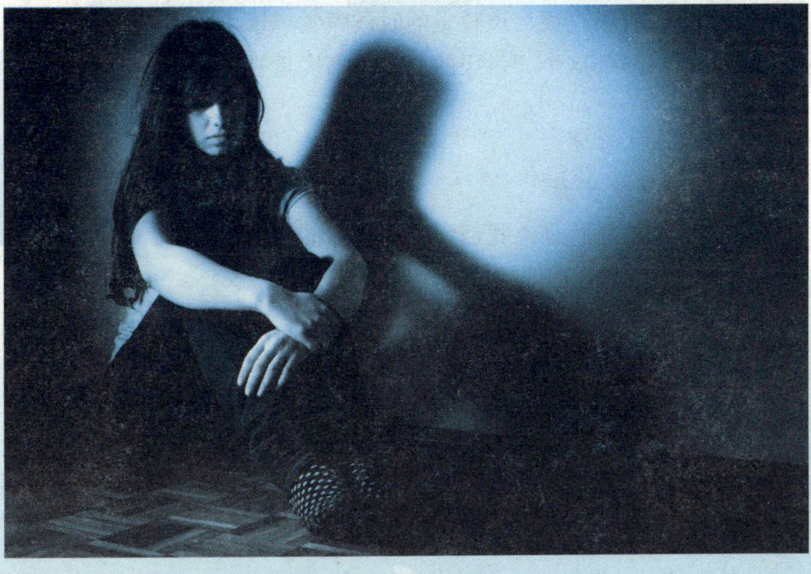

听音乐，对他的大吼大叫充耳不闻；我们可以埋头书海，对他的乖张举动视而不见；不管发生什么奇怪的事情，我们都不害怕，我们都可以置之不理，让他自找没趣，让他一个巴掌拍不响，让他一个人唱不了一台戏。

当我们把抑郁当做一个讨厌的朋友，骚扰我们宁静生活的不速之客，我们不光可以不理睬他，还可以气死他。我们哼着小调做一桌香喷喷的饭菜让他吃不着光看着流口水，我们流着汗跑步跳绳锻炼一副好身材看得他流鼻血，我们琴棋书画样样精通让他自惭形秽，我们团结友爱尊老爱幼一帮朋友让他发现没人搭理多么可悲。我们在兴趣爱好当中发现生活的乐趣，我们在亲友家人的陪伴下感受情感的温暖，我们让这家伙被我们幸福快乐的生活怄得背过气去，我们要用笑声让他明白：你算老几?

抑郁就像只老鼠，我们怕它，就会尖声惊叫；不怕它，就会一脚踢开。老鼠真的那么可怕吗？只是我们觉得可怕而已。

让我们放下那些过度的忧虑、过度的恐惧、过度的在意，接受抑郁；该吃饭的时候吃饭、该睡觉的时候睡觉、该上班上班，该干什么干什么。不给抑郁这个“讨厌的朋友”高度重视，让他在不知不觉中远离。

7.控制抑郁的十大步骤

要让抑郁的症状远离我们，除了积极的药物治疗外，我们也可以采取以下十个步骤让抑郁的情绪得到控制：

在需要的时候寻求帮助，不要默默承受；循序渐进；将大事分割成小块，一次只做一件；多参加有益的活动；抑郁时，关注自己的思维和观念；努力识别那些典型的抑郁观念（例如全或无思维、折损生活中的积极方面），特别要注意你评价自己、标志自己的方式。你要提防内部折磨者，因为它只能使你深陷，而不能帮助你摆脱抑郁；记下你的观念，以便更好地澄清它；注意找出你抑郁的主题（例如，寻求赞同、羞耻、不幸福的人际关系、不现实的理想、完美主义），找到后向它们提出挑战；使用理性/同情性思维方式挑战自己的观念，你越是同情自己，放弃认为自己很糟糕，没价值等观念，你越可能从病症中恢复；挑战消极观念，建立新的行为模式。对挫折与失败做好充分的心理准备。

这些心理状态与几百万年来的心理进化密切相关，是人性的一部分。你的情绪所引发的自我判断就像天气状态一样不可靠。如果你能够成为自己真正的朋友，即使仍然抑郁，你还是前进了一大步。你现在已经向康复的目标迈进了。

8.让抑郁成为一种财富

一些人拒绝抑郁，一些人接受抑郁。抑郁会给人带来什么?

任何事情都有两面性。坏的东西也有好的一面，上帝创造了个“平衡”的世界，本没有什么好坏之分，人类只要学会从不同的角度观察事物，就会有超乎想象的收获。

抑郁可以伤害我们，也可以成就我们。如果我们有一天从抑郁的深渊中走出来，我们会发现抑郁其实也是人生的一种经历，走过抑郁的我们会更加地珍惜现在的生活。抑郁症并不可怕，它既是疾病的同时也是一件最好的礼物!

战胜抑郁，让它成为我们的一种人生财富。

六、一月内跳湖5次的老太

抑郁的人生是荒芜绝境？是断送生命的奈何桥？还是一片人生的风景？这一切的一切取决于我们对抑郁的认知和我们行动的勇气。如果我们策略得当、敢于冒险、跨越寂寞，学会去攀缘、去跋涉，险恶的陷阱会变得温馨，荆棘纵横的绝壁也会有了生机，我们能够走出一条希望之路，开出一片如画风景……

案例介绍

病史回顾：一个普普通通的清晨，天气晴朗。丝丝缕缕的阳光透过树叶洒在地上，空气中流淌着若有若无的荷叶清香。悠扬的音乐飘散在各处，不时传来欢快的笑声，几个幼童追逐嬉闹。公园里分散着三三两两晨练的人，有人在舞剑，有人在打太极，气氛安静而祥和。忽然，一阵急促的呼喊声打破了此刻的静谧：“快来人，快来人，有人跳湖了！”几个年轻人迅速跳进湖里，救出了那个轻生的人。一个穿着花裙子的小女孩哭喊着：“姥姥、姥姥、你怎么了，我害怕！”有人认出了轻生的老太太，将祖孙俩一起送回了家。

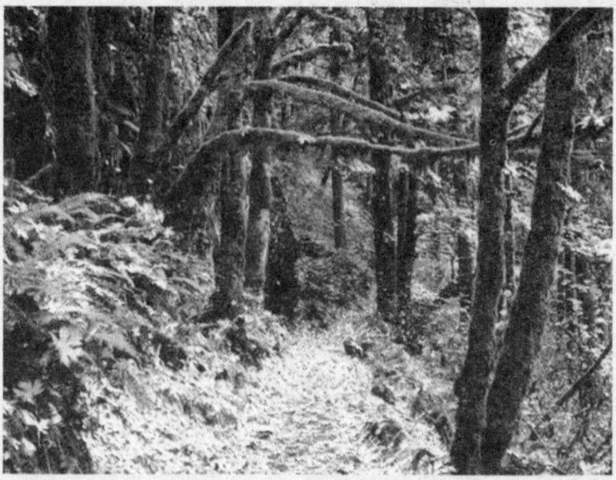

原来她是一个朋友

的姨妈，60多岁，退休没几年。退休以前在一家国有企业上班，是一位中层干部，工作环境好，收入稳定，在岗的时候工作一丝不苟，对自己要求严格，不容许自己有哪怕是一丁点的失误。刚退休时还兼任顾问，用自己良好的人脉关系帮公司处理了几件麻烦，获得了新领导的尊重。

后来女儿高龄生产，工作繁忙，就彻底退休帮女儿带孙女，也乐呵呵地尽享天伦之乐。闲来买买菜做做饭，天气好时带着小孙女散散步，顺便与邻居聊聊天，讨论些育儿经验、养生新知识。老太太身体健康，精力充沛，性格开朗，与街坊邻居相处融洽，对家人和子女慈爱宽容。好在女儿积极上进，读书读到博士，现在一家科研单位担任项目负责人，女婿在同一单位上班，经常出差。丈夫也已经退休，一起照顾小孙女，生活的充实而悠闲，令人羡慕。

没有丝毫的先兆，1个月前老太太突然出现强烈的轻生念头。开始时总唠叨年轻时工作没有做好，哪次的某件事情做错了，给公司造成了损失，又说起哪一次公司的奖励不该给自己，某某的功劳比自己的大多了，是自己盗取了他人的荣誉。再想想，女儿上小学时喜欢公司的文件纸，顺便拿回家了一些，这是侵占国家财产啊。老伴是个幽默的人，没事好开玩笑，也就着逗趣两句："真是贪污重罪，应该判刑！"渐渐的，好像不太对头，提到这类事情时脸上的表情不再轻松。先是窘迫地笑笑，然后若有所思，再后来眼圈发红，甚至开始掉下了眼泪。家人紧张起来，已经不敢开那样的玩笑，只能言语开导或是转移话题。

话题转到现实，老太太也开始无端地指责自己，认为自己老了，腿脚都不利索，思维也不如年轻时有条理；小孙女的教育不够科学，耽误了孩子的启蒙，影响前途；做饭不好吃没营养，损害了老伴的身体健康，孩子们也不愿回家吃饭；地板扫不干净衣服洗不干净，害得老伴和孩子只能穿脏衣服，让邻居同事笑话。简单的家务事已经难以做好，已经成为儿女的累赘，身体又大不如前，再过几年如果生病更加拖累家人。

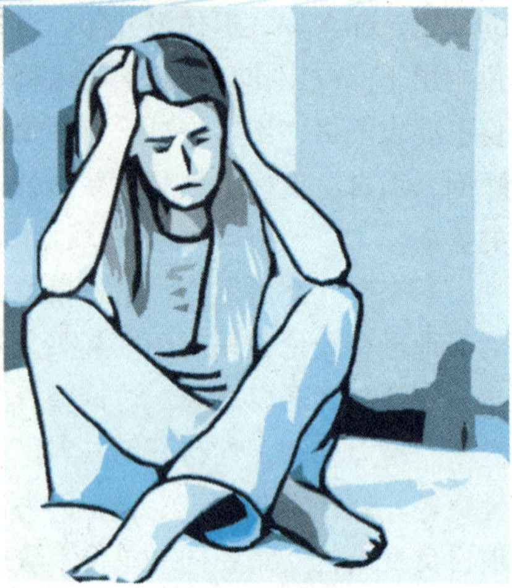

这种念头一旦滋生，往日的幸福渐离渐远，内心的痛苦如涨潮般汹涌而至，难以忍受，寝食难安。喜欢的饭菜失去了往日的香甜，日渐消瘦；舒适的床铺好似如芒在背，彻夜难眠；过去感兴趣的电视也味如嚼蜡，只剩下男男女女在眼前闪过，看不懂其中的悲欢离合。不想出门不愿活动，勉强出门也不驻足，仿佛邻居街坊的闲聊只是对自己的品头论足；热情的寒暄只不过是为了掩盖背后的轻蔑鄙视。除了自怨自艾老人也不再愿意和家人多说话，家里来客人只能勉强打个招呼，便呆坐无语。

带孙女外出的任务交给了老伴，熟练的准备工作也丢三落四，有次甚至忘记带水瓶——提到此事时竟然大哭，说险些害死孙女，是罪人，对不起女儿女婿，百般劝解也不能释怀。每日呆呆地，眼神空洞、寂然无语。

老人反常的精神状态令人百思不得其解：全家人身体都算健康，虽然老伴3年前查出糖尿病，但经药物治疗，血糖控制正常，没有并发症。女儿女婿工作顺利，收入颇丰，生活境况没有变化。老两口恩爱如初，即便有矛盾也不会红脸争执。子女孝敬老人，孙女日渐长大活泼可爱、承欢膝下。家里并没有发生任何大的生活事件使老太太受到如此的刺激。

面对这样的大变化，家人也怀疑是否生病了。劝说下勉强到医院求治，先后检查了甲状腺功能、性激素水平、血葡萄糖含量、肝功能、肾功能、心脏功能、头颅核磁共振、脑血流变等等，除了轻度的老年性改变外，都不能解释如此的变化。

家人想出各种办法改善。多次尝试沟通劝解，让老姊妹陪着聊天。女儿甚至放下繁忙的工作陪伴老太太外出旅游散心。老人却依旧日渐消沉，一天一天的消瘦，越来越沉默并且自怨自责，迟钝痴愚，辗转反侧夜不能寐。孤独、抑郁、愤怒、紧张，老人感到无助、无望，觉得摆脱不了目前的困境，时常感到自己很痛苦，生不如死，怎么也高兴不起来，更体会不到生活的乐趣。由原来一个开朗勤奋健谈的老人变成什么也没有兴致，不会做任何事情的迟暮老者。而这种情况愈演愈烈，终于出现了本文开始描写的那一幕：老太太在随后的1个月内，竟然先后跳湖5次，所幸均被公园内游人发现并及时救起，没有酿成不可挽回的惨剧。

因为担心老人再次轻生，家人也不再放心老人单独在家或者出门，一家人都过着担惊受怕的日子，却一筹莫展，最后不得不求助于一个在医院工作的亲戚，也就是我的朋友。

与精神科医生的交流：朋友是一名综合医院的医生，对精神疾病方面的知识稍有了解，先后带患者去综合医院看过几次门诊，曾开过氟西汀、帕罗西汀、舍曲林等药，但每次患者服第一次药都出现强烈的恶心、呕吐、心慌、胸闷、头晕等不适症状。这样反而加重患者的求死欲望。无奈之下朋友找到了我。

进办公室的的确是个耄耋老人，头发花白，眼神呆滞，面部皮肤松弛干枯。虽然衣着讲究干净，但没有丝毫的活力，被女儿女婿一左一右，搀扶着在我面前坐下，勉强打了个招呼后低头不语。女儿面带忧虑，详细叙述了整个事情的经过。也拿出了所有的化验结果让我一一过目。整整40余分钟里老人只是坐在一边，没有只言片语，也没有表情变化。仿佛我们在用陌生的言语谈论的遥远的话题，与她无关。

我看看老人，她没有抬头。女儿用手拍拍肩膀，轻轻唤了声“妈妈”，老人缓缓抬起了头。我将自己的手放在老人的手背上，开始问诊。

“跟我说说你的情况好吗？”

花白的头颅轻轻地点了一下，不仔细几乎看不出来。

“你现在感觉怎么样？”

又是几乎看不出来的摇头动作，眼圈变得湿润，微微发红。

“心情怎样，很难过吗？”

良久，低低的回答了一个字“是”。

“有什么事情发生吗？”

一滴眼泪掉落下来，“有”。

“什么事情让你如此难过呢？”

“我是个有罪的人，应该受到惩罚。”声音里伴随了哽咽，“大家都在议论这些事情，已经立案调查了。”

“你听到什么议论了？”

“我一出门，邻居都用鄙视的眼光看我。看见他们聊天，隐隐约约听到只言片语，贼、偷东西，那是在说我。”

“你是听到了还是从他们的眼光里看出来的？”

“我看出来了，晚上他们也会在楼下议论，我能听到。”眼泪已经控制不住簌簌落下。女儿拿出纸巾替她沾了沾眼角，她接过纸巾握在手中。女儿对着我摇了摇头。“我已经想过投案自首了。”

“你去了吗？”

“还没有呢。我怕连累孩子和老伴。真不想活了！”更多的眼泪涌出来，一块纸巾已经湿透了。

“你究竟犯了什么罪？”

“贪污单位的稿纸、墨水，把别人的功劳据为己有，很多。”

“是因为这个不想活了吗？”

“这是一部分。我是个废人了，只能拖累大家。”

“还有吗？”

“我很累。”

谈话很慢，只是简单的几个问题，已经过去了半个多小时。每个字每个词仿佛都是重逾千斤的石头，很难出口。情况已经大致明了，其他的可以慢慢再谈。我给出了初步诊断：有精神病症状的抑郁症。建议住院治疗，家属同意了。

而那时我们医院还没有正式的老年病区，普通病区也可以收住60岁以上的患者。经与家属协商并知情告知以后住进我们病区，家属开始要求住相对安静的单间，主管医生陈述了弊病：一是过于偏僻不利于监护，增加自杀风险，二来太过安静不利于患者情绪改善。因为数次自杀的前车之鉴，家属略微迟疑还是听从了病区的安排，住进了护理办公室对面的两人间。

患者住进来之后仍然表示出极度的抵抗、焦躁，拒绝服任何药物，整天哭泣不止，称自己生不如死，为什么要救我。鉴于这种情况，我们谨慎的给予氯丙咪嗪缓慢静滴并肌注氯硝安定。1周之后患者安静下来，对于服药不再拒绝，我们把帕罗西汀从小剂量开始逐渐加至40毫克每天，患者再没有出现原来的那些剧烈的副反应，终于在50天后痊愈出院。

出院前我们还有一次谈话。这次的谈话非常顺利，没有任何磕绊。

虽然穿着病原服，也掩饰不住患者北方人的爽朗热情。眼神灵动，表情丰富，灰白的头发仿佛也被灌输了活力，神采飞扬。用女儿的话说，妈妈又回来了。

“老人家怎么样？”

“嗨，好了。那时可真是鬼迷心窍了，怎么就那么糊涂。丁大点事情竟然会想得那么严重。虽说我们那时候的人都很自律，但是那点稿纸文具算什么呀。贪污，也得够数额吧。那点东西就是贪污，警察怕是忙不过来了。呵呵，还要死要活的，把老伴和孩子都吓坏了。”说罢，用慈爱的目光看了看身边的女儿，拍拍女儿搭在肩膀上的手。“再不做傻事了。”

“那晚上听到的议论声音呢，真的有吗？”

“说起这个我都想笑，我卧室的窗外是花园。夏天晚上蚊子能吃人，谁会站在那里聊天，不要命了。何况我在3楼，又关着窗户，那里听得见什么。应该是睡不着想出来的，对了，那时候总是睡不着，好容易迷糊一会，到三四点就醒了。这个时候最难熬，所有不好的事情全来了，挡也挡不住，根本控制不了。也就是这个时候最想死，有两次就是这个点跑出去的。现在一觉睡到大天亮，什么也听不到了。”

“愿意谈谈自杀的事情吗？”

“有什么不愿意的呢。那时候可真是鬼迷心窍了，一门心思地想死，好像有鬼撵着。就想活着是亲人的羁绊，自己受罪，连累他们。死了是解脱，自己解脱，大家也解脱。活着是陷在一团团黑漆漆浓雾当中，扯不开，走不出，无法呼吸，动弹不得。每一个动作都要耗费千斤之力，可全身上下没有一丝力气，动动手指也会精疲力竭。”老人的表情悲切起来，蹙了蹙眉，摇摇头。“唉，找不到出路。唯一的指引是离开，前往未知的光明。听说过彼岸花吗，书上描述的那份极

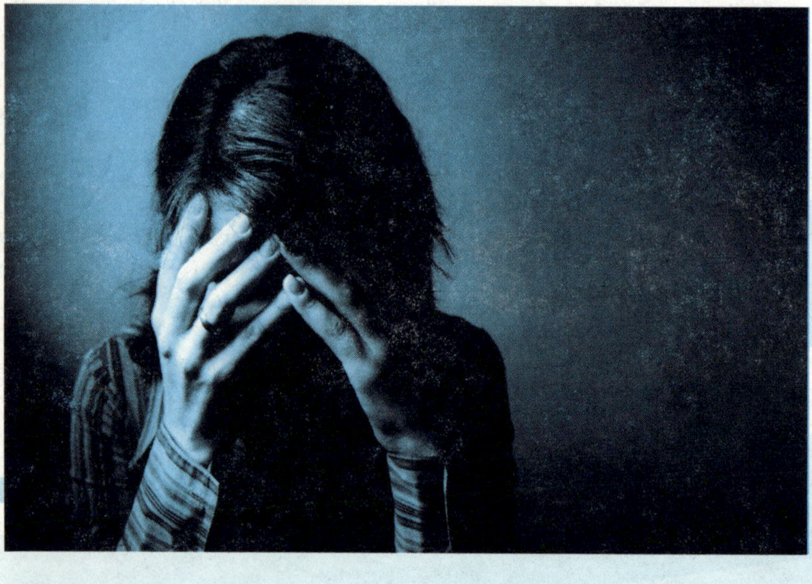

烈绚丽吸引着我，那才是幸福，别无选择。有了想死的念头之后，每天萦绕在脑海里的都是各种各样的死法。也想过割腕、上吊、撞车，总怕惨烈的现场吓坏家人。我原是循着光芒前往极乐世界，满心欢愉地去追寻，应该被祝福。怎么能让家人害怕！想来想去，只能选择跳湖，环境好，也不至于太难看，呵呵。”

“现在还有轻生的念头吗？”

“哪里还有。恨不得长生不老，看见小孙女长大成人，工作结婚，再给我生个重孙子。再说我死了老伴怎么办，一个人孤零零的多可怜。需要我的地方太多了，哪有时间想死的事情。不过也怪，睡了几天好觉，那些乱七八糟的想法自己就消失了，好像被什么东西抽走了，回填的都是现实。那段时间脑子不是自己的，被人控制了。当然这不可能，没有鬼神——我可是个坚定的无神论者，不是没文化的农村老太太。”闪过一丝羞涩，继而是自豪。“妈妈可是个老牌的大学生呢！”女儿笑着说。

“听出来了。描绘的不是阴间是仙境，怎么让人不向往。”

“哪里好，仙境里的仙女都愿意到人间过凡人生活呢。我这么好的条件可以享受天伦之乐，怎么舍得！”语气已经幽默起来。

“那么邻居们怎样？”

“当然都是好的。也都是老邻居了，平时都跟一家人似的，有了困难相互帮忙。即便是家长里短说个闲话，也不认真当回事。何况还是自己想出来的事情，没人议论。应该是智子疑邻，杯弓蛇影吧，对不？！”

“当时你是先心情不好还是先认为自己有罪的？”

“应该是先心情不好，感觉别人议论，联系到过去的事情，一步步开始想象。别说我的想象力还蛮丰富的。”

“记忆力怎么样？”

“提到这个我还有点问题，好像是不如以前了，不过比那时候强。当时觉得自己要傻了，除了那些烂糟事，好像什么也记不住。脑子也不转，跟锈了似的。大夫，你说能恢复不？”

我表示慢慢会好。她拍拍胸脯，舒了一口气。

“吃饭怎么样？”

“好。我都胖了。不过我提个意见，这病原灶的伙食不好吃，都是一个味。也难怪，大锅饭嘛。”“妈妈你别乱说。”女儿嗔怪她。

“这是事实，我们已经尽力在改了，病人太多，难以兼顾。”我解释道。

“不怪不怪，说说而已，我都胖了。只要病好了，吃什么都香。在家不行，做什么都不想吃。肚子总是胀的，胃肠根本不蠕动，吃下去的东西都停在胃里。没有大便，看见饭就觉有仇。”

“身体上还有什么不舒服的吗？”

“这个好像不明显。”

“心慌心急、胸闷气短、尿急尿频、肩背疼痛等等？”

“都没有。原来也没觉得很严重。”

“回去打算干些什么？”

“事情多着呢。小孙女马上上幼儿园了，每天要接送。准备报个老年大学，学学书法画画。以前工作忙，没时间旅游。现在趁还能走动，要跟老伴各处走走。”

“真是不错。恢复得相当好。还有什么问题吗？”

“噢，大夫，真是谢谢你，给了我新生命。”

我又嘱咐了继续治疗的注意事项：坚持服药，每月复查，禁酒茶咖啡等兴奋性饮料。患者表示坚决执行医嘱。痊愈出院。

随诊到目前，已经六七年过去了。期间也有过几次波动，及时的加大药量，没到第一次的严重程度，没有住院，慢慢缓解了。

案例分析

这是一个典型的有精神病症状的抑郁症案例。顾名思义，这种案例中除了抑郁的核心症状外，还伴发有精神病性症状。本案例的主角是位老年女性。生病以前没有发现任何诱发因素：身体健康、家庭和睦、邻里融洽。病期不长，只有1月左右，但是很快就加重了。临床表现：情绪低落、思维迟钝、运动抑制、失眠早醒、厌食消瘦、自责自罪、屡次自杀。典型的三低，明显的生理性改变，伴随幻听、关系妄想、自罪妄想。

本案例提示一：人群中往往有部分患者在毫无任何外界精神刺激的情况下突然急性起病，病情发展速度很快，以至于让家人摸不着头绪、反应不过来。

本案例提示二：失眠早醒、厌食消瘦这两种生理性变化是“内源性抑郁”的典型性症状。

本案例提示三：自杀企图是抑郁症最危险的想法，自杀行为会产生最严重的后果。如果没有足够的重视，积极的预防，往往酿成悲剧。

本案例提示四：不是只有精神分裂症患者出现幻觉妄想，情感障碍也会伴随相应的精神病性症状。只不过幻觉妄想是精神分裂症的核心症状，而在抑郁症中只是伴随症状。伴随症状会因为核心症状的改善而迅速崩塌。

本案例提示五：很多抑郁症患者在服药初期，药物尚未发生治疗作用，而病情却依然会沿着其自身的规律继续向前发展。病人及家属时常认识不到这一情况，把一切归于药物的毒副反应，进而放弃治疗。在病房里，经常有家属提出：我们把病人送进来，非但没有治好，怎么还越治越重。如果我们的解释不到位，就可能产生不愉快，甚至演变为纠纷。另外，那些在门诊治疗的患者因为认识不到药物的延迟效应而频繁更换治疗方案，贻误时机，使得病情慢性化、迁延化。甚至为悲剧的产生制造了机会。

相关知识链接与思考

1.活不下去的理由

每个自杀者都有若干个活不下去的理由：爱人离去、身陷囹圄、丧失健康、没有经济来源、事业惨败、受辱、被抛弃……

自杀已经成为社会的常见现象。翻开各类报纸，几乎每天都有相关的新闻出现。范围遍及各种职业、不同年龄性别、迥异的原因。有人统计了自杀动机与目的，总结出以下几种：失恋；情绪低落或无倾诉对象；与重要的人关系破裂；家庭破碎、失去家人；患了重病、失去健康；被判坐牢、失去自由；工作或学校的过大压力；失去工作、金钱、地位、自尊、重要的人、事、物；酗酒及滥用药物；厌恶自己或这个世界；处在被折磨或极度痛苦的环境；处在濒临死亡的危机中；绝望；发生无法避免、挽回的事(被性骚扰、强奸、性侵害、性虐待、性操控)等等。

自杀作为一种复杂的社会现象，学者们站在不同的研究角度，对其分类有不同的看法。美国国立精神卫生研究所自杀预防研究中心分类为“完全性自杀、自杀企图、自杀观念。”也就是自杀的结果，分为自杀意念、自杀未遂和自杀成功3类。19世纪末，法国社会学家涂尔干因其对自杀原因的解释和分类受到大部分学者的认同。涂尔干认为，自杀并不是一种简单的个人行为，而是对正在解体的社会的反应。由于社会的动乱和衰退造成了社会文化的不稳定状态，破坏了对个体来说是非常重要的社会支持和交往。因而就削弱了人们生存的能力、信心和意志，这时往往导致自杀率的明显增高。自杀虽然是一种现象，牵扯到众多的心理因素和社会因素。

涂尔干还依社会对个人关系及控制力的强弱，把自杀分为4种类型。

第一类是利他性自杀：利他性自杀指在社会习俗、文化或群体压力下，或为追求某种目标而自杀。常常是为了负责任，牺牲小我而完成大我。如古代妇女为表示贞操殉节；日本人战败剖腹自杀；革命烈士不愿被俘受辱，相伴投江自尽；疾病缠身的人为避免连累家人或社会而自杀等。这类自杀者的共同心理是死是有价值的，是值得赞扬的，是唯一的选择。我国自古就有这样的信念：宁为玉碎不为瓦全。涂尔干认为在原始社会和军队里这类自杀较多。在现代社会里越来越少。现代人重视人性，认为生命是第一重要。

第二类自我性自杀：自我性自杀与利他性自杀正好相反。指因个人失去社会之约束与联系，对身处的社会及群体毫不关心，孤独而自杀。如离婚者、无子女者、殉情者、灾难后家庭唯一幸存者以及曲高和寡的哲学家等。涂尔干认为这类自杀在家庭气氛浓厚的社会发生机会较低。

第三类失调性自杀：失调性自杀指个人与社会固有的关系被破坏。例如，失去工作、亲人死亡、失恋、健康受损、畏罪等，令人彷徨不知所措，悲观绝望，而难以控制承受因关系破坏带来的负性情绪而自杀。

第四类宿命性自杀：宿命性自杀指个人因种种原因，受外界过分控制及指挥，感到命运完全非自己可以控制时而自杀。如监犯被困在密室中、宗教徒为主而献身，邪教教徒的群体性自杀等。

中国学者把自杀分为情绪性自杀和理智性自杀两类。情绪性自杀常常由于爆发性的情绪所引起，其中由委屈、悔恨、内疚、羞惭、激愤、烦躁或赌气等情绪状态所引起的自杀。此类自杀进程比较迅速，发展期短，甚至呈现即时的冲动性或突发性，如果不成功一般不会发生第二次。理智性自杀不是由于偶然的外界刺激唤起的激情状态导致的，而是由于自身经过长期的评价和体验，进行了充分的判断和推理以后，逐渐地萌发自杀的意向，并且有目的、有计划地选择自杀措施。因此，自杀的进程比较缓慢，发展期较长。反复实施，成功率大，不好预防。

日本学者长冈利贞认为自杀不是突然发生的，它有一个发展的过程。指出自杀过程一般经历：产生自杀意念—下决心自杀—行为出现变化+思考自杀的方式—选择自杀的地点与时间—采取自杀行为。对于不同年龄、不同个性、不同情境下的人，自杀过程有长有短。

抑郁症是诸多活不下去的理由之一，但不是所有的自杀者都患有抑郁症。

2.奈何桥的哭诉

“黑色的墨袍下那个女人泪水化为孤独，怎么怎么让我向谁哭诉，怎么怎么还是转身放手。当阳光普照白夜降临，谁再为谁哭泣等候。说与君到白头，黑色的梦，无人的路，曲终人散一场空。何时思念不再有，愿寂寞独相守。冷秋月，照明涧，水湍湍，心凉凉，铁桥琐，锁不住，前世人，今生梦，人逝西去情难死，奈何一声叹息。”

一首《奈何桥的哭泣》，道尽了多少离开尘世的无奈、不甘和对人间留恋。但是那些萌生了自杀念头的抑郁症患者却完全不同。在他们眼里，跨过迷蒙的黄泉路，走上缥缈的奈何桥，饮下忘却的孟婆汤，奔向灿烂的彼岸花才是幸福的终点。哪怕三生石上的誓言依然历历在目，也不愿回头擦干亲人的泪珠。

单纯的自杀行为让人惋惜悲伤，一些特殊的抑郁症自杀方式给周围的人带来的还有灾难。在罪犯的精神病司法鉴定中这样的案子屡见不鲜。

扩大性自杀：抑郁症患者处于严重情绪低落状态时，产生强烈的自杀观念，决心自杀。自杀之前，因为怜悯、挂念他死后亲属的生活困难与痛苦，从而要与他们共亡，一齐去死。因此又称为“怜悯性杀亲”。杀害行为多出现在早晨或上午，男性多采用砍杀、勒颈手法，女性多用下毒手法。由于不易被人觉察，因此后果常很惨重。其中尤以青年妇女抑郁症患者的杀婴案件较多见，手段多采用溺水或窒息等

“温和”手法。去年上映的热门影片《禁闭岛》中，莱昂纳多·迪卡普里奥饰演的男主角的妻子就是患上抑郁症，溺死了自己的3个孩子。还看到一个报导，一位英国妇女杀死了自己的6个儿女，经鉴定有严重的抑郁症，丈夫了解到真相后，说到不怨妻子，怪自己没有及时关注，并表示愿意倾尽余生照顾妻子康复。

间接性自杀：情绪严重低落时，丧失生念，屡次寻死不成或因缺乏自杀勇气，于是想去杀害他人以达到通过司法部门将其枪毙或处死的目的。有人又称之为“曲线自杀”，作案行为具有下列特征：作案动机是为了达到判处死刑；行为对象(即受害者)通常与作案人无仇冤或嫌隙；选择的作案对象考虑到容易达到杀害的目的，以小孩、老人或病弱者、缺乏抵抗能力的人居多；实施行为时一般考虑到不让受害人遭受痛苦；作案很少出于一时冲动，通常经过数日数周的考虑与预谋后才付诸实施；作案后通常立即自首投案，最典型的是将陌生的幼儿从楼上扔下，或者缢死孤寡独居的患病老人。

抑郁症者的报复性杀人或伤害：病人在决心自杀前，要先将他所仇恨或积怨的人杀死、意图同归于尽。此意念往往由一时情感冲动所驱使；也有的早已有此心但无勇气去干，患者进行报复杀人时往往能选择时间、地点或有预谋计划，但也有直接闯入对方家中进行凶杀的。其特点是尽力避免伤害无关的人，但也有例外。曾经有个轰动一时的西工大教授杀妻案就是这样的例子。婆媳矛盾尖锐，夫妻关系紧张。妻子经常虐待打骂婆婆，丈夫孝顺但懦弱，平日敢怒不敢言。又逢职称晋升受挫，经济窘迫，已经到了崩溃的边缘。一日妻子口出恶言，羞辱咒骂瘫痪在床的婆婆。一气之下，丈夫持刀捅向妻子，伤重不治而亡。经鉴定丈夫有长期的抑郁病史。虽没有以故意杀人罪判处死刑，但也是无期。

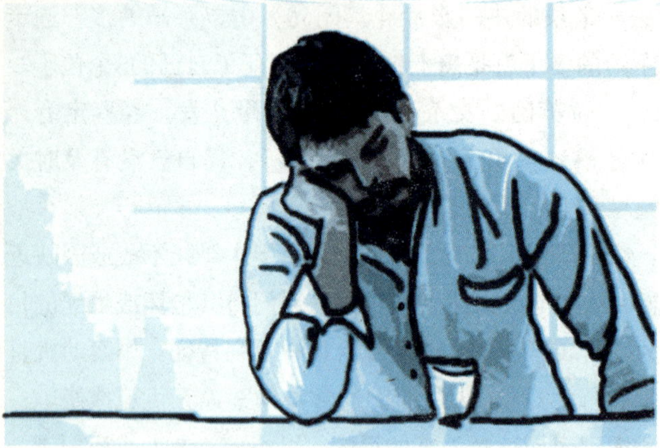

3.其实我是天使

一位林姓女高级工程师，才30多岁，有才华，工作能力强，家庭也很和美。不知因何原因，在半年时间里，情绪低落，突然不喜欢梳洗打扮，无法排解苦闷的心情，自己感觉思维能力下降，不愿活动，还产生自卑心理，越来越觉得无法胜任工作，“我怎么连一个技术员都不如”。她上班不准时，经常迟到早退，后来索性辞职在家休息。没想到在家心情更压抑，老公因为工作关系时常出差，抽不出时间陪她，家里只有她和5岁的女儿。

林女士很疼爱女儿，从怀孕开始，就为女儿写日记，点点滴滴的快乐全部记录下来，几乎无一遗漏。在家里待着，她觉得自己这样下去很痛苦，每每看到无忧无虑的女儿，心里就更痛楚，“我要是走了，他肯定会再婚的，我可爱、懂事的宝贝就要落进后妈手里，肯定会受虐待的。”越想越觉得女儿可怜，泪水打湿了字迹。

趁丈夫出差时，她把女儿从幼儿园接回家，给女儿做了最爱吃的饭菜，看着她满意地吃完，又骗她吃了两片安眠药，趁女儿熟睡时，用枕头把她蒙死，随后自己割腕自杀。为了能加速死亡，她还打开煤气，结果因为厨房窗户没有关紧，邻居闻到了浓重的煤气味，赶紧报警。警察赶到现场时，女儿已经身亡，她被抢救回来。

警察在她家搜出几大本日记本，每篇都记着女儿的成长历程，字字句句充满了她对女儿的爱，没想到会是她亲手杀死最爱的女儿。

警方请汪斌做心理诊断，她属于典型抑郁症，鉴定是病理性动机自杀，牵涉他人死亡，法院判定无罪。

“扩大性自杀”，也称“怜悯性杀亲”。某些抑郁症患者在病情严重、情绪极度低落时，会出现强烈的自杀念头，而在自杀前，常从同情和怜悯的角度出发，考虑自己死后，亲人会遭受更大的不幸和痛苦；为了“解除”亲人的痛苦，在自杀前常常先杀死亲人，然后自杀。这种忧郁症引起的原因有可能是因为患者体内缺少神经传导物质，也就是神经递质平衡失调。

有心的读者一定还会记得去年底《羊城晚报》等媒体关于广州华港花园老总马豪一家三口惨死家中案的系列报道，最终的真相让人震惊：这场悲剧竟是患上抑郁症的马豪自己一手导演的，他用了最惨烈的自杀方式——先把妻、女杀死后，自己再自杀。一个著名的地产界精英，一个外人看来拥有事业成功与家庭美满双丰收的商业巨子，一夜间带着妻、女撒手人寰，魂归天外，真让人扼腕叹息！

马豪的行为在医学上称为“扩大性自杀”，是抑郁症患者自杀时采用的方式之一，虽较为少见，却最为惨烈。抑郁症有一个常见的症状叫“自责、自罪”，患者总觉得自己是个无用之人，只会给家庭、社会带来连累、负担，对自己既往的一些轻微过失或错误无限放大而痛加自我责备。这种“自责、自罪”到了极致便会“上纲上线”地认为自己就是家庭、社会的罪人，医学上称之为“罪恶妄想”。对已决定自杀的患者，这种“罪恶妄想”会使他产生病态推理：自己死后，妻、女等最亲的亲人将来留在世上会受罪、受歧视、受伤害，自己的罪恶也便更深了，不如“带他（她）们一起走”。“扩大性自杀”由此而生，而且成功率非常高。

或许在很多人的眼中，他们的行为就是典型的恶魔。但是其实他们的内心是天使，是爱在驱动自己的行为，但是疾病蒙蔽了他们的眼睛。

积极地治疗吧，我们治愈后仍然还是天使！

4.令你自毁的12种心理陷阱

“我怎么会这样？”“我怎么老是破坏自己的好事呢？”“我为什么始终得不到我想要的呢？”这些痛苦的呼声来自各行各业自毁前程的人心中。在预防或克服自毁行为上，有一种障碍必须跨越，那就是你必须先能察觉内心推动你自取其败的驱动力。仔细考虑一下，看自己有没有下面列出的足以使当事人沉溺在自毁的漩涡中无法自拔的12种最常见的心理陷阱。

求败的性格。有些人的性格天生就倾向于自取其败。他们一再地自陷于受欺压、被打击的绝境，而且一筹莫展，就是眼前摆明了有退路、出口，他们还是视而不见，拒绝利用。就算是能够胜任的工作，他们也一再地失败。

自恋狂。妄自尊大，过于自负，自视过高的人，通常会一头撞入自毁之门。自恋狂惯常需要别人不停地赞美、爱慕，该否定却肯定，为了让对方喜欢自己，常不分青红皂白地答应别人的所有要求。

情感幼稚。以幼稚的行为引起他人的注意，在工作场合扮小丑以引起他人的注意，如此很难得到他人的尊重，实在是一种打击自己事业的方式。

求败的认知。缺乏自信，画地为限，总认为自己会失败，内心有错误的预期心理，而自己造就出失败的意境，岂有不败之理？

虚幻的期望。志大才疏，对自己的才能和潜力不能作出明智的估测，对自己要求过高，生活目标极不现实。不切实际的妄想，只会自取灭亡。

自卑过重。自卑感严重的人在自尊心作祟下，有时会做出荒诞之举以证明自己的价值，结果反而自取其败。自卑的心理会使他们认为自己先天即不足，后天又失调，自然无法和别人竞争。

报复心强。报复心强者，易意气用事，心中常满是怨怒，一旦急火攻心，常只顾着发泄情绪而不听劝，无法泰然面对挫折，结果失去人缘，陷入麻烦中。

寻求注意。喜欢出风头，只有成为别人注目的焦点，才能抵挡袭来的寂寞、沮丧、焦虑等不佳情绪，但出风头的方式往往适得其反，不惜以给别人留下笑料，对别人皱眉头的反应也甘之如饴，喜欢高谈阔论，大吹大擂，私心企盼别人的称赞。

追求刺激。有些人爱走偏锋，只有在将生活的步调转得很快，晕头转向之后，才会快乐。但只顾追求刺激常使人罔顾了正确判断。这样的人最好能够学会控制自己找乐子的激情，将自毁的机会降至最低，使自己不必借刺激麻痹自己，也能快乐地生活。

欺世情结。有些人总认为自己的才能不像别人想象中那样好，总担心有一天会被揭穿真相，从而内疚深重，以至于以自寻毁灭来惩罚自己，比如做主管者可能会突然做出一个疯狂决定来证明自己根本没资格做主管。

执拗多疑。心胸狭隘，整日疑神疑鬼，总在揣测别人的动机，计较同事是否在背后算计你，势必会降低工作精力，影响你的人际关系，导致周围人的疏远、反感和冷落。这些偏执狂自导自演的行为，最终使预言成真。

中年危机。感到中年危机者，对工作事业都不满意，认为眼前没有任何挑战值得努力以赴，变得死气沉沉，喜怒无常，悲观消极，从而做出自毁之举。

5.如何看待抑郁症患者的自杀企图

曾经看过无数抑郁症患者哭喊着诉说心中的痛苦和绝望，对于身处在抑郁深渊中的人们而言，世界已经是一片黑暗，未来根本没有光明可言，而自身，已成了没有灵魂的躯壳。死亡，是结束痛苦最好的方式。

张国荣，三毛，海明威，张纯如，还有一大堆韩国明星，这些人都死在了自己手上，他们有个共同的特征，抑郁症。

对于他们的抉择，活着的人，是无权指责的。我们只能惋惜，只能无奈，只能追悔莫及，却不应该去指责，因为，在他们生前，有多少人知道他们的痛苦？又有多少人在为解决他们的痛苦而努力着呢？

对于因为抑郁而产生自杀念头的人，本人无需自责，外人也无权指责。所谓痛不欲生，当人在极端痛苦的情况下，就希望通过结束生命来结束痛苦，这一点，无论是健康的人，还是不健康的人，都是同样的感受。

抑郁症患者的自杀念头，起源于恶劣心境下的绝望和自责，还有无能和空虚感。首先，需要确认的是，引起自杀的这些感觉，其本身是病态的结果，也是虚构的。而抑郁病情的反复，会让虚构出的感受不停地产生强度的变化，从而引起自杀念头的强弱变化。

某些患者在坚定了自杀念头之后，情绪会有所好转，正是因为自己心里所虚构出的感受淡化的结果。因此，如果患者本身还有一定自制力的话，请注意，引起自杀念头的各种理由，是夸大基本事实的想象。

然而，对于多数拥有自杀念头的患者而言，他人之言是毫无意义的。因为他们的信念，已经被虚构的现实完全占领了，在他们的脑海里，以前看不到任何光明的、正面的、客观的事物。而只剩下那些灰色的、片面、主观绝望的信念。因此，在这种情况下，劝说、指责、谩骂、引导，都是毫无作用的，唯一能做的，就是服用药物进行治疗。

因此，患者的家属，不要去相信患者本人的保证：我肯定不会去死的，你们放心好了。这样的话语，往往可能是患者痛下决心之后的欺骗，又或者是患者目前的情绪尚可，而一旦情绪恶化，自杀念头又会重新变得强烈起来。

6.珍爱生命

随着网络的日益普遍，搜索已经成为寻求答案最为简洁的方式。百度搜索引擎中打上你想寻求的关键词，结果就还呈现出几十万条相关条目。键入“抑郁”二字，铺天盖地的都是同样的消息：百度贴吧的抑郁症吧里一位女吧主自杀身亡，引起网友一片悲声。许多网友慕名前往抑郁症吧悼念。

抑郁症吧创建于2004年10月，“潇湘馆的竹叶”是创建人之一。她一直担任吧主，在吧内始终积极引导其他患有抑郁症的网友，鼓励他们好好面对人生，据称有很多抑郁症网友都在她的鼓舞下获得新生，因此网友喜欢昵称她为“叶子”。

在吧内以积极博爱形象出现的叶子，自己也是个抑郁症患者。她在帖子中说自己的抑郁症是“内源性的”，半年来一直在“吃中药调理”。在阳光、开朗的背后，叶子一直深受抑郁症困扰。博文中有她倍感孤独、绝望的内心挣扎。在一篇博客里她写道:“我心里(有)太多的恨，恨社会、恨家庭、恨自己……正因为我的恨才使我博爱……我有时候会想:还好这个世界上有好人，这个好人就是我。所以我不能完全对所有的一切一切绝望……然而这却是我自己给自己的假象，所以我更痛苦……除非我真的麻木，不然我知道有一天我会彻底垮掉，精神彻底分裂……”字里行间也充满了悲凉之气。

即便是沉浸在爱情中，叶子依然是孤独。她说自己特别能理解电视剧《过把瘾》里的杜梅，看到她就像看到自己一样。“我们彷徨没有安全感，时时处在恐慌中，爱着一个人，就像抓住一根救命稻草，紧紧的，令人窒息的，直到把这根稻草攥碎……”爱情带给叶子激情，也带给她痛苦，因为她“害怕没有人在乎，害怕没有人爱”，因此变得敏感而固执。她说:“我用我的方式爱他，我在精神上折磨他，让他为我担心，让他心疼。”渴望去爱也渴望被爱的叶子内心里一直都是不快乐的。

之前，叶子就曾在帖子中流露过悲观厌世的情绪。9月26日晚，她在百度我困了吧里发了《遗言》帖:“所有美好的东西已经留在了我身后，前方万劫不复却无法回头……”10月11日，在抑郁症吧里，叶子和吧友讨论“是性格决定命运还是命运决定性格”，她认为是命运决定了性格。上午，叶子发帖说她有一种预感，“死期将至”。她说自己“对什么都提不起一点兴趣，上网也无意义，对吧里的事也麻木不关心，情绪低落到极点”。吧友们都劝她开心一点，让她给大家做个好榜样。她有些无奈地说:“我知道我应该带个好头。这几年我一直鼓励别人做个正面的形象，可是我真的太累了。你们别怪我啊。”当天下午，她又发帖子“我问你，什么叫‘身在福中不知道福’？”，说:“活着只不过是习惯了存在。”还是同一天晚上，叶子发帖“你们都好好在吧里玩，开心点。我十字绣去了”，然后一直在吧内回帖。此时的叶子心情似乎已经平复，看起来轻松、愉快，还说要发自己的照片给大家看，因为男友反对，最后发了一张较为模糊的照片，后又被删除。

此后的10天，叶子一切如常，依然在吧内发帖、回帖，为吧友解答问题，语气时而调侃、时而批判，没有表现出异样。

叶子最后在吧里发帖是在10月22日晚。帖子题目是“一场秋雨一场寒”，内容只有一句话:“我听到下雨的声音了，秋天快要结束了……”那晚她在吧内待了大约2个小时，最后回帖时间是22:14。大约4天后，传来叶子自杀身亡的消息。

吧里见过叶子的照片的人都说叶子是个美女，并且是个多才多艺的美女。叶子在帖子里也说过自己:“各个方面还不错，除了学历低点。但我智商不低，又会画画，完全能养活自己。长得也不错，相亲多次几乎没人因相貌看不上我。”叶子的工作大概与艺术有关，她在帖子中曾透露出想要建画室的打算。叶子去世后，一位网友贴出了3幅油画作品的图片，并发帖说是“叶子的画”，如果这3幅油画的确是叶子生前所作，可知她确有不错的绘画功底。

叶子喜爱文学，博客里的文字或忧郁、或调侃、或犀利、或娇柔，文笔顺畅、感人，深受网友喜欢，一些网友还把她的博文转载或收藏。虽然在吧里是受大家推崇的灵魂人物，生活中的叶子也有风趣活泼、热爱生活的一面。她会把房间里的枕头、床单和窗帘都装扮成自己喜欢的浅绿色，会在停电无聊时故意打电话给陌生人恶作剧，会要求男友在电话里数数帮她催眠，也会下厨房做泡菜、包粽子、煮牛肉面……她还和许多女孩子一样，喜欢绣十字绣，喜欢亲手给男友绣抱枕做礼物。这样一个蕙质兰心的女孩儿会走上绝路，确实让人感到痛惜。

对抑郁症吧里的吧友们来说，叶子不仅仅是一个吧主，更是一个博爱的姐妹、一个推心置腹的朋友。她在吧里总是那么可爱、可亲，对那些患有抑郁症的朋友，她总是耐心开导，帮他们解答一些有关抑郁症的问题，并介绍治疗经验和用药方法。有人不开心了，她会说:“睡吧，想开点，不至于生气。”有人想倾诉心声时，她说:“欢迎倾诉。”有人对自己信心不足时，她又会给予鼓励:“你脾气好长得好，抑郁会好的。”

很多吧友都曾得到过叶子的关心与帮助，这也是她深受大家喜爱和敬重的一个重要原因。抑郁症吧创建4年来，有些吧友得到开导走出抑郁后离开了，有些吧友还在陆续加入进来，而叶子始终留在这里，用自己的爱心帮助着别人。从她发表过的帖子中不难看到，尽管也有悲观绝望的时候，但她留给大家更多的还是开心的笑。

吧主叶子的自杀让抑郁症吧里的一些吧友也产生了消极厌世情绪，这引起了一些网友的担忧。另一位抑郁症吧吧主“小南居士”连续两次发帖致全体吧友，呼吁大家要“珍爱生命，远离抑郁，不轻言放弃。”

这是个反复发作抑郁症患者的典型病例。叶子建立“抑郁吧”初始愿望是好的，希望通过自己的治疗经历，帮助和自己一样深陷抑郁泥潭的病人。也希望通过助人为乐，寻求精神领域的升华来摆脱自身的抑郁。我们能看到她所做出的诸般努力，也感受到她在疾病发作间期的轻松愉悦。但是，抑郁症是个恶魔，有着顽强的占有欲，不会因为一次的失败而远离你。它会躲在你人生之路的任何角落，趁你不备，跳出来给予袭击。它也许会在某个小小的失意后尾随，也许会在雨雪覆盖道路上埋伏。它善于伪装，总会以不一样的面目出现在你面前。可能是爱情婚姻，也可能是亲情友情；可能是学业工作，也可能是健康。稍稍的大意，它就会抓住时机袭击你。精神科医师建议，反复发作抑郁症患者需要长期服药，预防复发。

叶子是个聪慧的女子，可惜的是太过于自信。没有能听专业医师的嘱托，当抑郁来袭时，只用“中药调理”。精神科的现状是，中药只能改善轻度抑郁，对于中度以上的抑郁症，只有西药。伴有强烈自杀意念的患者，强烈推荐电休克治疗。

另外，抑郁症患者不适宜群聚在一起，因为彼此同病相怜，这不利于心理调节，甚至还会加重病情。而一名抑郁症患者在没有得到正确引导的情况下，如果长期为病友做心理疏导，也会对自己造成无形的伤害，这种伤害会在受到某种挫折时瞬间爆发，从而导致严重后果。

7.接受抑郁

本节摘自一位已经治愈回家的病友的话来给读者展示如何通过自身的努力接受抑郁并最终促进自己人生的成长。

我自己是一个抑郁症患者，平日我的心情无时无刻地提醒我，我是痛苦的，但我的理智告诉我，不是任何一件小事，小东西都值得伤感，每天都在这理智与心情之间斗争，更是痛苦，有一天，我终于明白了。

大家治疗抑郁症的方法有很多，体育锻炼，抗抑郁药物，保持心境开朗，精神诱导等等，我全部用过，只能说是改善，不能根治，当发生问题后，我们还是走回去。长时间吃抗抑郁药，无时无刻不规定自己的心情和思想，孜孜不倦地运动，没有灵魂的工作，换来的却只是短暂的安宁。

为什么抑郁是那么难治愈？因为抑郁是印在我们的生命里的，是我们命运的一部分，就像是天生个子矮的人，无法自然长高一样。当然是挥不去抹不掉的。所有人都可能得抑郁症，尤其天生多愁善感的人。感情细腻，总是牵挂着失去的东西，不能自拔。发作的时候整个世界就卡在那里动不了，对现实所有的东西都失去兴趣，只觉得失去的东西才是美好的，无法挽回却又要不断追求。

于是抑郁的幽灵来临，使本来就脆弱的情感变得更脆弱。气质忧郁，能感受到别人的痛苦和快乐，能轻易了解别人的世界和人性，但也很优雅。内心世界非常善良，对美的东西非常敏感，对灾难有预知感，有些许完美主义，对未完成的工作有超于常人的毅力，思想道德水平高于一般人，女性有知性美，男性是深邃的思想家，他们都很会品味。

在这个不断循环不断压抑的过程中，人的思想水平是不断地提高和磨炼，使得他们的世界观与众不同，思维方式与一般人不同，这个就是世俗人所讲的天才。也只有不懂欣赏自己，苛刻对待自己，不断不能自拨地压抑自己，才能突破自己的极限，超越昨日的自己。把思想练得高于一般人。对绝大多数的人来说，我们已经是天才了。

当然这个过程是极之痛苦的，就像一个运动员，每天都强迫自己完成一个不能完成的成绩，这样他才能不断超越突破极限。

抑郁是因为我们懂得什么是责任感，什么是必须做的，纵使拖着疲惫的身体和无力的思想，都依然有毅力完成必要的工作。不断提炼自己的思想，不断压抑自己的思想，才能练出最纯的艺术。只有经过精神的感动，作品才能称得上艺术品，作品才有灵魂。只有承受了不能承受的思想压力，才能练就出最强烈的精神力量和最纯的艺术。真正的艺术大师，没有一个是开心的，全部都是痛苦非常。我们的痛苦和抑郁与艺术大师的成长是一样的。

七、一个刚刚从工作岗位上退下来的寂寞老人

夕阳无限好，只是近黄昏。无数的老年人常常悲叹这片夕阳覆盖的幽静，渴望却又害怕走到这蜿蜒小路的尽头，看看那里都有些什么，却往往忘记了小路两旁如诗如画的风景……也许人生最值得回味的精华只在于追求目标的过程！

案例介绍

病史回顾：王护士从18岁开始就职于一家大型工厂的职工医院。三班倒的工作延续到50岁，不规律的作息时间早已形成了失眠的习惯。退休前她调换到社区服务部，才开始了规律的生活。工作能力算不上出色，但兢兢业业的态度，小心翼翼的个性使得她平平安安熬到了55岁退休年龄。

工作生涯波澜不兴，家庭生活却不尽如人意。因为性格内向，为人孤僻，几乎没有什么朋友。婚姻问题也是蹉跎到30多才得以解决。

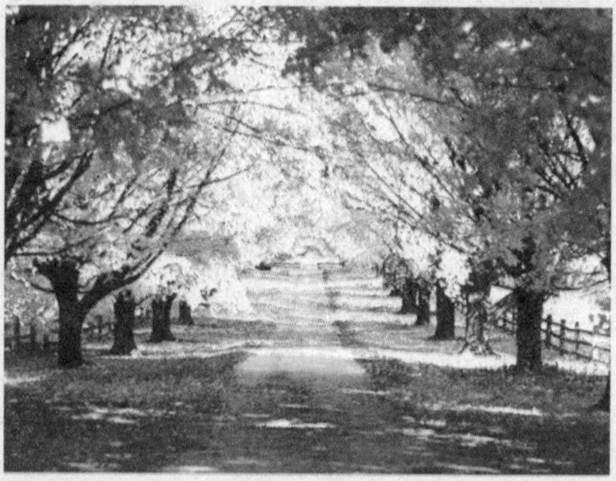

丈夫比她年长10多岁，是本厂的一个电工，为人暴躁易怒，经常酗酒，醉后六亲不认，殴打王护士和孩子。10年前一次酒后违规操作，触电身亡。当时儿子才10多岁，刚上初中。早寡的婆婆一直与王护士一家生活，孩子小时

也帮了不少忙。随着年龄的增长，又遇老年丧子，经受不住打击，中风偏瘫在床，生活不能自理。性格懦弱的王护士没办法与剽悍的大姑姐讲理，也就独自承担了赡养婆婆的责任。家务活很繁重，没时间抱怨，也没有时间松口气。儿子的成绩一般，性格同妈妈一般内向，好在不惹是生非。没有了丈夫的咆哮殴打，不用担惊受怕，心情还算平稳，也没时间想好与不好，甚至连失眠也减轻了许多。

退休的前1年，缠绵床榻的婆婆去世了。儿子从技校毕业，进工厂做了车工。生活终于轻松了，也到了退休年龄。55岁整，办完退休手续，收拾好自己的东西，吃过欢送宴，彻底离开医院。对我们这些从事医学临床一线工作的人来讲，上班像是在刀刃上跳舞，每天都担惊害怕。退休倒像是一种解脱，让人能长出一口气。

狠狠地睡了几天，看看住了多年的旧房子，跟儿子商量了商量，拿出一部分积蓄，将房子重新装修了。不为赶时髦，也不为满足虚荣心，只因多年的忙碌无法顾及的角落已经无法收拾干净，家里总是挥散不去婆婆卧床时的难闻气息。只要干净就好。忙了两个多月，工程全部结束，卫生也彻底清扫，添置了几件简单的家具。不大的两居室显得宽敞明亮。新生活开始了。

接下来的日子没有想象中的惬意。并没有太多的家务劳累，只有自己和儿子。中午儿子不回家吃饭，早饭在上班路上解决。不过一顿晚饭，很轻松。可王护士却有越来越些茫然，不知所措。

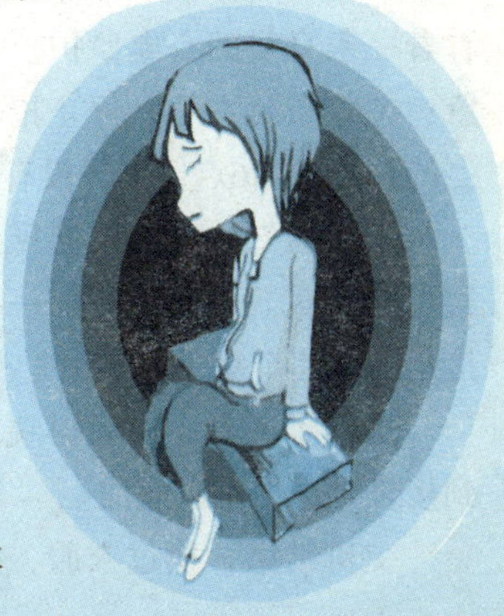

儿子一上班，家里静悄悄的，没有声音。好容易他下班了，两个寡言的人依旧没有交流。买了电脑之后，每日外出上网的习惯改在了家里，依然静悄悄的。晚饭一结束，满屋子只有电视的响动。能看上8点的黄金档电视剧一直是退休前的心愿，现在终于没人打扰了，却隐隐透露出一丝寂寞，电视剧好似并不像想象中的那么诱人。

因为是工厂福利区，小区早成立了老年人活动中心，内容相当丰富，很多老人都去那里打牌下棋、打羽毛球跳操、看电视聊天。但王护士经年的繁重家务让她没有时间学习任何的娱乐技巧。实在无聊之际，也去过几次活动中心，却难以融入。

先是早年的失眠重新来袭。电视开到凌晨，却很难找到一个可以感兴趣的频道。握在手中的遥控器已经微微发热，蜷缩在沙发上的人却在电视购物主持人亢奋的语调中蒙胧睡去。儿子打开房门，走到身旁看看母亲，轻轻拿开摇摇欲坠的遥控器，拍拍肩头："妈，睡吧。"睁开沉重的眼皮，看到儿子关切的表情，不好意思地笑笑"哦，竟然睡着了。"起身洗漱完毕，躺在干净舒爽的床上却睡意全无。往日的生活一幕幕涌入脑海。

匆匆的脚步走过寂静的走廊，是夜班的第几趟了？没时间计算。急救室里的那个患者能否熬过今晚？按照以往经验，恐怕是很难了。值班医生已经下了病危通知书，几个家属聚集在病区的门口。男人们蹲在窗下吸着烟，不时窃窃私语几句。女人们围在一个目光呆滞的老太太身边，宽慰的话也都说尽了，戚然无语。

刺耳的警报声突然响起，抢救室又陷入一片混乱。1个小时后，看着一条直线的心电监护仪，医生翻了翻患者的眼皮，声音中透着疲惫："宣布死亡吧，停止抢救。王护士，料理尸体，通知家属。"墙上的挂钟指向6点，天还没有亮。

死亡通知并没有引起家属的骚动，看来他们已经接受了这个无法避免的现实。也是理智的一家人。已经通知了太平间，很快就会来人接尸体。几个女家属拿出了准备好的殓衣，给擦洗过的死者穿好。

送走了逝者，没容得喘口气，例行的准备工作必须开始了，不然到接班时恐怕难以完成。

交班结束，换过衣服，拖着沉重的双腿迈向回家的路。太阳已经出来，今天是个大晴天，该把棉被拿出来晒晒了……

几点了？怎么又想起这些事情了！叹口气，拿起床头柜上的小闹钟，时针指向4点，又是一夜难眠。

翻个身，掖掖肩上的被角，思绪又飘回到早年："小王呀，你年纪不小了吧，有对象了没有？"老护士长关切的目光看着自己，"给你介绍一个？""嗯"自己低低的回声几不可闻。接下来是孩子的哭声，丈夫的咆哮……

"咣"的一声关门声惊醒了梦中人。透过窗帘的光线，让人能看到屋内简洁的装饰。慢慢回过神，儿子已经上班去了。"起床吧"，对自己说。刚刚撑起沉重身体，一阵眩晕袭来，又重重地躺了回去。"待会再说吧，反正也没什么事情。"

好容易听到客厅的挂钟敲响了11点，不能再赖床了。懒懒地穿衣洗漱，又发了会呆，买菜去吧。

楼前的花坛边围坐着几个老太太，都认识，是楼里的邻居。几辆婴儿车一子排开，沐浴在阳光里。有两个宝宝，在奶奶的腿上蹦着，引起一片欢笑。"王护士出门啊！""买菜去。"停下脚步，分别拉拉婴儿软软的小手："越来越漂亮了！""叫奶奶"，受到夸奖的婴儿挥舞着另一只小拳头，嘴里咿咿呀呀不知说些什么，口水滴落在小围裙上，亮晶晶地一片。

"拜拜喽"，没有停下脚步，不想跟她们再聊下去。又是一些家长里短，没什么意思。肯定会有人问起儿子的婚事，怎么回答？

儿子今年26岁，参加工作七八年。工厂不是很景气，效益一般，每月工资不到两千。不抽烟喝酒，也没有多的交际应酬，唯一的爱好是上网。奶奶在世时负担重，每天都回家帮忙照顾，没空交朋友。终于有了闲暇时间，同龄人都已结婚生子，或忙于赚钱。加上内向，也就整日缩在家中，很少出门。介绍过一两个姑娘，不是嫌收入太低，就是嫌过于木讷，也没有成功。也不会主动出击，就搁住了。当然也不算大，还可以再等两年。

买完菜回到家中，打量打量四周，没有多少灰尘。“今天不用打扫了”，心里想。“我这是怎么了？退休之前下了班在家里也闲不下来，忙得团团转。现在闲在家里做的家务反而不如上班时的多。”自己都百思不得其解：“我以前也算是个麻利人儿，怎么现在变得这么的懒！穿衣打扮也不讲究了，连逛菜市场都懒得去了，看电视也不像过去那样着迷，我到底是怎么了？”

与精神科医生的交流：王护士是自己走进诊室的。一个节日的下午，患者不多。

“大夫，我想咨询点事情，不知道可不可以？”

“你说吧，有什么我可以帮忙的？”

“可能会很啰嗦，你有时间吗？”

“今天病人少，有时间。”

“那我就从头开始说了。”调整了一下坐姿，略微有些局促，捏着病历的右手缩了回去。因为用力地捏着放在腿上的背包，两手的指关节略略有些泛白。

“我以前也在医院工作，是个外科护士。退了快3年，没有什么不乐意的。护士的工作繁重琐碎，年纪越大也就越难胜任，眼花手抖，体力不支。医患纠纷越来越多，虽是职工医院，也经常有吵闹生事的。觉得吧在岗位上辛苦奋斗了一辈子，也很想轻松一下。没有什么值得留恋的。”顿了顿，“很多人退而不休，被医院返聘或者在私人医院打工，我也有过这样的机会。但是我累了，不想再整日闻到酒精味，或者与棉球针管打交道。”

“我向往过退休后的生活：终于可以真正地休息了。睡睡懒觉，看看电视，做做家务，干点自己喜欢而又没时间做的事情。”迎着我的目光咧咧嘴，做了一个苦笑的表情。

“开始的时候比较顺利。我按照自己的喜好装修了房子，总得让自己生活的舒适些。孩子也跟着我吃了很多苦，也该有个温馨的家，领个女孩子回来，也不至于太寒酸，让人嫌弃。又忙了2个月，比上班还累。但是很高兴，幸福就在前方。”

“真的在理想中生活了，睡觉、做家务、看电视、晒着太阳发呆……”声音越来越低。

“好景不长。没过1个月，我发现自己开始失眠，这可是我的老毛病了。但是从孩子他爸去世，我已经十几年没犯了。太累，有点时间就得抓紧睡。都快忘了这回事。”

“越睡越晚，11点、12点、1点、2点，甚至开着电视，听着嘈杂的声音还能蒙眬睡去。一旦洗漱上床，就变得清醒异常。像放电影般，控制不住地回忆往日生活。”

“什么样的生活呢？”

“我们是同行，工作你是知道的。至于生活，这一辈子可谈不上幸福。”

“我出生于农村，是老小，有3个哥哥。因为只有我一个女儿，父母还算宠爱，也就允许我尽能力上学，家务还是要做的。初中毕业，我考上了卫校，算是脱离了农村。很幸运，被分配到职工医院，当时正规卫校出来的护士不算多。”

“没和同学联系。就算有，也很疏远。我是个很内向的人，没有什么朋友。在单位这么多年，也没有交到朋友。”

“那个年代，很少有人像我到快30才结婚。有人追求，我不敢答应，害怕别人说三道四，那时候很保守。丈夫是老护士长老伴的徒弟，不能再拖下去了，就结了婚。婚后才了解，酗酒、暴躁是他晚婚的主要原因。但是已然结婚，那也只有过下去了。”

“很快孩子出世了。他依然如旧，每日喝得醉醺醺地回家，稍不如意就砸东西发酒疯。我和孩子也是他发泄的目标，也不知挨了多少打。有时候会顶着瘀青的眼圈去上班。那段日子极黑暗，有过想死的念头。结果他先被电死，我一点都不伤心，终于没人虐待我们母子了。”

“孩子的奶奶瘫痪在床，大姑姐拒绝赡养。没关系，我能行。

他爸死在工作岗位上，工厂除了抚恤金，每月还给老太太一点生活费，加上我的工资，比他活得时候还宽裕。以前有点钱都被他喝酒喝掉了，还乱砸东西。现在就是累些，但不再担惊受怕。心情还觉豁朗。”

“儿子很听话，看我忙，也帮着照顾奶奶。没时间想别的。一晃，奶奶也去世了。”

“你的确受了很多苦。那现在呢？”

“按说现在应该很好了。没有人欺负，负担也不重，有了大把的时间，却不知道该干什么。”王护士摇摇头，换了个坐姿，将双手放在了桌子上。手指微微的，痉挛性地偶尔抽动一下。右手拇指刮擦着桌角。

“我竟然没有任何的兴趣爱好，生活全部空掉了。”

“没有试着培养一些吗？”

“怎么没有。老年活动中心我去过，大部分人在打麻将。看了几天，我也没搞清楚是怎么个规矩。有天一个桌子三缺一，硬让我凑数，结果乱打一气，被他们批评。原本没什么兴趣，也就不参加了。”

“其他的呢？”

“打过太极拳，跳过秧歌舞，她们说我硬邦邦的，手脚都不知道挥到哪里去了。跟他们爬过几次山，累得半死，也就不去了。越来越不想出门，也不想干家务。”

“那儿子呢，对你好不好？”

“我那个儿子跟个闷葫芦似的，除了上班，就是上网。不出门，但是也没话。家里如果不开电视，简直都没有人气。”

“亲戚们呢，走动吗？”

“逢年过节，礼貌上也是该去的。哥哥们现在年纪也都大了，儿孙满堂。去拜年也觉热闹开心，回家来依旧冷冷清清。”

“屋子里太安静了，有时候真想大喊大叫，觉得自己就要崩溃掉。”

“想过死吗？”

“没有。就是很烦躁，很想发脾气，想摔东西，想制造些响声。身子却一动不动，全身的力气都消散了。”

“没有再婚的打算吗？”

“不打算，也不现实。儿子还没结婚，我找个老伴，还不被人笑话死。我也不想，年轻时受的罪太大了，很害怕。还是我们母子相依为命的好。当然我希望儿子能尽快结婚，再有个孙子，也许就完全不一样了。”

“你的身体怎么样？”

“应该是不错。没有高血压，也没有糖尿病，血脂才查过也不高。前阵子才做了头颅CT，也没有什么问题。除了失眠。”

“说说你的失眠问题吧。”

“就是睡不着。有时在沙发上躺着好像可以迷糊一会，上床就清醒。强迫自己睡，也得到三四点。又不停做梦，乱七八糟的，没有一个是好梦。没法起床给孩子做早餐。孩子上班时就醒了，但是头昏脑涨不想起，挨到中午才起床。”

“没有早醒吗？就是凌晨四五点醒来？”

“我一般到四五点才能睡着，醒不来。”

“吃饭好吗，胃口如何，有没有消瘦？”

“凑合吧。早上不吃早餐，近中午才起床。午饭凑合，基本是前一天剩下的。晚上会好好做一顿，孩子上班忙，不能没有一顿像样的。体重没什么变化，就是提不起精神。”

“心情不好有什么规律吗？比如上午或者下午比较重？”

“嗯——让我想想。好像没什么变化。晚上看电视时可能会烦躁些，有时还会走来走去。”

“有过什么特别的感觉吗？比如听到一些说话声，或者觉得别人议论你？”

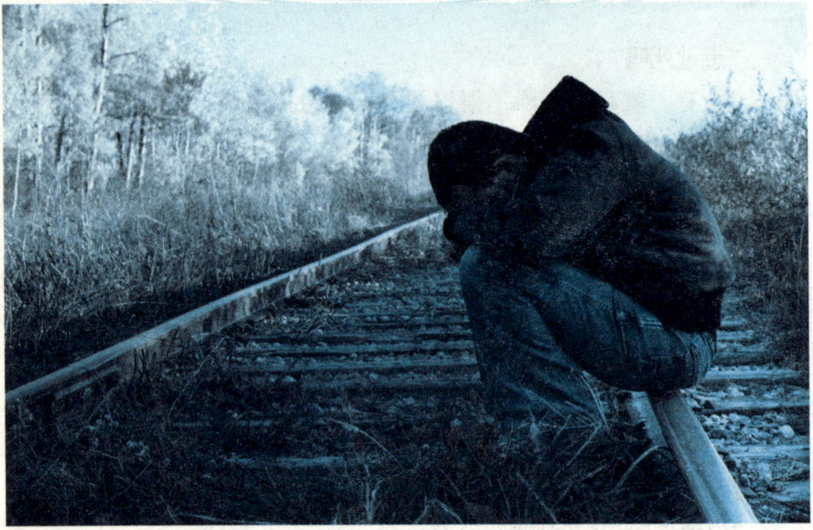

“没有。没听到也没有人议论。”

“有没有觉得对不起谁，或者犯了罪？”

“那怎么可能，我一直都是个胆小的人，不好的事情从来不做更别说犯罪。”

“身体有没有不舒服，比如心慌胸闷、尿急尿频、肌肉紧张、肩背酸痛？”

“心烦的时候有些心慌，睡不着的时候会多上几次厕所。偶尔会出汗，全身没力气，倒不紧张。”

“月经还好吗？”

“四十五六绝经，我查过书，没有潮热那些更年期的典型症状。那时候很累，好像也没有什么感觉就过了。倒是这两年反而不好。”

大致的情况已经了解。为了进一步印证诊断，我让王护士去做了几项心理测定。有90项症状评定量表，抑郁自评量表、焦虑自评量表、汉密尔顿抑郁量表、汉密尔顿焦虑量表。

45分钟后，结果出来了：轻中度抑郁，轻度焦虑。

我给王护士讲解了一些关于调节失眠的知识和怎样缓解情绪的小办法。又开了少许可以改善失眠的抗抑郁药。建议她去门诊复查，坚持心理辅导。

案例分析

我们先看看患者两年以来的主要症状：有情绪低落、兴趣减退、精力下降等等。但患者的情绪低落远没有严重到完全影响生活和简单的人际交往能力的程度，也完全没有想死的消极念头，反而求治欲望非常强烈，病程相对较长。所以还是考虑患者为：恶劣心境，也就是以前所谓的抑郁性神经症。

本案例需要我们特别在注意的是：患者刚刚退休就出现症状，也许有人会讲：这不就是“退休综合征”吗？我的意见是持否定态度的。所谓的“退休综合征”，至少应该存在患者本人对于退休难以适应，无论是社会地位还是经济收入，都存在有巨大的心理落差的情况等等。而这位患者没有关退休之后的种种落差，反而认为退休是自己多年辛苦的补偿，所以不能用“退休综合征”来解释。

本案例第二个需要我们思考的是：患者是否存在躯体疾病或者脑器质性疾病？比如：脑血管硬化、高血压、糖尿病、甚至脑肿瘤等等。而这些疑问在患者来我院咨询前就已经做了全方位的身体检查、相应的生化检查及头颅影像学检查。一切都正常，所以躯体疾病所致精神障碍的诊断应该是可以排除的。为何对老年人要详细地躯体检查？因为许多躯体疾病都可以伴发情绪问题，甚至有些大脑占位性病变还会以精神症状为首发症状。

相关知识链接与思考

1.老年抑郁之伤

老年期是人生的一个特殊时期，由于生理的变化，老年人对生活的适应能力减弱，任何应激状态都容易引起抑郁等心理障碍。香港的研究表明，60岁以上的老年人患抑郁症的发病率占5.7%，英国的一项研究是12%，可见患老年抑郁症的大有人在。但老年抑郁症的患者有时患病多年，程度很重甚至数次自杀却没有得到有效治疗。其原因在于社会和医生对该病的识别率低。

老年人患上抑郁症的几率较高，是因为老人在退休后会寂寞及产生无力感（觉得自己没有用了），加上收入骤减（或完全没收入）、体力渐渐不支、健康出现问题及老友一个个去世。

老年抑郁症患者大多性格内向，发病前就不爱交际，在发病后得不到家人、同事、朋友的理解或遭到误解，也可能难以摆脱抑郁阴影，不利康复。反过来说，和睦、温暖的家庭和“交际圈”本身就是一贴良药，有助于患者度过灰色的抑郁期。

老年抑郁症，是老年人的多发病，据有关资料介绍：“每10位男性就有1位罹患抑郁症，每5位女性就有1位患此病。”但早期常被误诊为神经衰弱等病。故在发病开始，周围人就应抓住其蛛丝马迹的症状，尽早诊治，争取治愈。

鉴于老年妇女罹患抑郁症的比例可达25%，比老年男性高出许多，专家们重申，老年妇女防治抑郁症更为重要。而女性之所以易患抑郁症，原因是其一生中影响激素分泌的“非常时期”较男性多得多，如哺乳期、怀孕期、绝经期等等。而绝经期妇女一旦患有更年期综合征，则绝大多数会出现程度不等的抑郁症状。要是当时未经科学、彻底治疗。往往又会拖成慢性抑郁症并在老年期反复发作，大大影响晚年生活质量。

要识别老年抑郁症并不困难，只要发现老年人具有持续2周以上的抑郁、悲观、焦虑情绪，伴有下述9项症状中的任何4项以上者，都可能是老年抑郁症。这9项症状包括：对日常生活丧失兴趣无愉快感；精力明显减退，无原因的持续疲乏感；动作明显缓慢，焦虑不安，易发脾气；自我评价过低、自责或有内疚感，严重感到自己犯下了不可饶恕的罪行；思维迟缓或自觉思维能力明显下降；反复出现自杀观念或行为；失眠或睡眠过多；食欲不振或体重减轻；性欲明显减退。无力感。

具体描述起来，基本表现在以下几个方面。精神方面：性格孤僻，意志消沉，沉默寡言，动作迟缓，不愿活动，步履变小。思维方面：思维内容贫乏、迟缓；忧郁悲观，焦虑不安；紧张、绝望，觉得活着没意思，因厌世而产生自杀的念头。情绪方面：终日愁眉苦脸，情绪低落，悲痛、哀伤、有空虚感，觉得做什么都没兴趣，坐卧不安；人际关系冷淡，失去原来的爱好，脑力和体力下降，能力减低。躯体症状：周身乏力，没精打采，耳鸣目眩，肢麻失眠，食欲减退，消化不良；便秘、阳痿、性欲减退；胸闷、喉紧、胃痛，自疑患有多种疾病，常呻吟叹气或大喊大叫等。以上症状，不一定都完全具备，就是只出现上述某些迹象时，在能排除了其他症病时，就要考虑患本病的可能。

除去上述典型症状外，还有一些老年抑郁特有的表现。性格反常：固执己见，原本理智的人变得难以沟通；心胸狭窄，为丁点小事斤斤计较；自怜自哀，早已被遗忘的经年往事一件件反复提及，强调当时的委屈；牢骚满腹，事事不随心愿。情绪反常：暴躁易怒，无端抱怨，从豁达开朗变得“小心眼”，经常为一些鸡毛蒜皮的琐事生气，心烦发脾气，老伴子女唯恐避之不及；动辄伤心落泪，百般劝解仍愁眉紧锁；胆小多虑，惶惶不安，不让家人外出，总觉得危机四伏，寝食难安。身体不适繁多，涉及各个系统：头痛、头晕；食欲不振、体重下降；胸闷气短、呼吸困难；疲惫无力；尿急尿频等等，每个症状都会误导医生进行大量的内科检查。伴发躯体疾病多：常继发于各种躯体疾病，例如高血压、冠心病、糖尿病和癌症等等。

据统计，老年抑郁症患者还可能出现比年轻患者更多也更严重的躯体症状，其中包括：

严重失眠　原本睡眠良好的老人会突然变得难以入眠，虽入睡但醒得过早，或入睡了却又自感未入睡（即所谓的“睡眠感丧失”），此时服用抗神经衰弱的药物往往毫无效果。

便秘　原本排便正常的老人会变得难以排便，严重可闭结1周，同时还会伴以种种消化障碍，如食欲大减甚至完全不思饮食，有的还出现腹胀、口臭等症状。

心血管异常　老年抑郁症患者常出现血压升高、心率加快或某些冠心病症状。

无名疼痛　部分老年抑郁症患者在出现失眠、便秘、心悸等躯体症状的同时，还会出现诸如头痛、心痛、腰背痛、关节痛等以疼痛为主的症状，而且患者也说不准。患者服止痛药无济于事，但服用抗抑郁药疼痛又会缓解、消失。

值得一提的是，上述精神症状和躯体症状可周期性发作，时重时轻，即便在同一天中，轻重也可不同，一般来说，上午较重，而晚上较轻。随病情的发展，特别是精神障碍也会越来越明显，具体表现为：强烈的孤独感和沮丧感，记忆力、判断力、决断力和学习能力大大下降，爱哭泣，不愿见人（即便是至爱亲朋），还可能有越来越强烈的自杀企图甚至开始实施轻生计划，最后极可能酿成灾难性后果。

一些患者在家庭刺激下诱导起病，也有许多患者发病没有明显病因。有些文化程度低的老人不会表达，经常以食欲不振、头痛、容易疲劳、睡不着、口渴、便秘等躯体症状为主诉，其实是情绪低落所致，却以身体不适的症状出现。有些严重抑郁出现自罪妄想，悲观自责，觉得所作所为对不起家人，要以死谢罪；还有些产生虚无妄想，觉自己孤苦无依、身无分文，马上就要流落街头，连身上的衣服也会破损丢失；甚至可能产生精神分裂症常见的被害妄想，当妄想太强烈时，认为与其被别人追杀，不如自行了断；还有被窃妄想，将贵重物品东藏西藏，回忆不起藏匿地点，更加重被盗体验。也有些抑郁伴随焦虑不安，时常坐立不安，来回踱步，不想与人交谈，也无法平静下来。还有些呈现痴呆状态，意志减弱 、难以判断、记忆力衰退，患者经常结结巴巴地说“我不知道”“我不会”等，并且反应迟钝乍看之下，与痴呆症极为类似。

2.老年抑郁识别的误区

误区1：只是情绪问题，不是疾病

老李近1个月以来总感到心情不好，烦躁不安，没什么高兴体验，以前爱看报纸，爱听秦腔，这些日子也觉得索然无味，不愿意说话，不想活动，总想一个人独处，吃不香，睡不好，体重也减轻了20多斤。精神科医生诊断为抑郁症，可家里人觉得这只是情绪方面的小问题，还没到病的份儿上。

抑郁症是一种常见的精神疾病，患病率很高。人都有情绪不好的时候，但情绪不好到了一定程度，持续到一定时间，就可能是抑郁症，就不应该认为是通常的情绪不好，而应该以抑郁症来对待。

误区2：老伴去世，悲伤过度，不是得了抑郁症

赵女士的老伴半年前因病去世，她一直无法从悲伤中摆脱出来，心里非常难受，常想起这么多年来，夫妻互相陪伴，恩恩爱爱，如今只留下自己一个人形影孤单。她整日以泪洗面，半年多时间心情一直好不起来，看见什么都觉得没意思，子女们专门来陪她，她也觉得心烦，不愿出门，整日唉声叹气，有时甚至想死。大家都觉得这是亲人去世的正常反应，根本不是病。

亲人去世后，亲属（居丧者）一定非常痛苦，情绪行为也一定与平常不同，医学上称作居丧反应。居丧反应是一种正常的悲痛反应，亲属经常向周围人诉说悲伤的心情，会有轻微的负罪感，如认为自己没有照顾好死者，会有轻微的体重减轻与睡眠紊乱，但在2个月内严重症状会消失，居丧者会试图重返工作和社会活动，如尽量与家庭成员在一起或去工作，居丧者主动通过这些方式来转移注意力，摆脱悲痛情绪，一年内情绪逐渐平稳。而居丧者患的抑郁症是一种异常的悲痛反应，与居丧反应有多方面不同，抑郁症患者会有强烈的负罪感，认

为自己有罪，会有强烈的无价值感，认为自己活得毫无意义，经常考虑或企图自杀，有明显的体重减轻和睡眠紊乱，这些严重的症状持续2个月以上，患者几乎不想也无法重新开始工作与社会活动，这种异常的情绪可持续1年以上。因此，切不可把抑郁症当成正常的居丧反应。

误区3：退休后抑郁，是不适应

老刘以前在单位当局长 ，一呼百应，非常风光，今年到年龄退休了。回家后总觉得不适应，家里没什么大事让自己拍板，老伴也不听自己的，半年都过去了，老刘很少有高兴的时候，总觉得特别没意思，不想说话不想动，吃不下饭，睡不好觉。周围人都说老刘只是适应不了退休后的生活，性格不够开朗，不是得了病。

遇到不如意的生活事件，医学上称作不良生活事件或负性生活事件，每个人都需要一个适应过程。在这个过程中，可能会出现抑郁、焦虑的情绪。性格开朗、心理素质好的人能很快度过这一时期，接受现实，正确面对以后生活；性格不开朗、心理素质差的人则可能出现持续较长时期的抑郁、焦虑情绪。医生判断患者是否得了抑郁症，是根据前面所述的抑郁症临床诊断标准，不管有无重大刺激，不管是什么性格类型，只要严重到一定程度，满足标准，就诊断为抑郁症，就应该进行抗抑郁治疗。当然，抑郁症与性格、与生活事件有密切联系。性格不开朗，不乐观的人，在不良生活事件发生后，更容易得抑郁症。中老年抑郁症患者发病前常有家庭矛盾、经济纠纷、身患重病等诱发因素。特别是在离、退休后，由于离开工作岗位，社会活动圈子缩小，更容易产生孤独、无助、自卑等不良心理，很容易患抑郁症。

误区4：只是身体不好，没有精神问题

老张这几个月来，总觉得身体不舒服，心慌气短，胸口发闷，疲乏无力，食欲减退，体重减轻。全家都担心老张得什么病了，陪老张多次到各大医院检查，也没查出什么问题。最后，精神科大夫诊断为抑郁症，家里人都不解：这明明是身体上的毛病，怎么是抑郁症？ 有些中老年抑郁症患者，往往主诉最多的是躯体的各种不适，到多家大医院各个科室反复检查，但又找不到任何器质性的病因。其实，在这些躯体不适下常掩盖着患者内心抑郁的体验。遇到这种排除躯体疾病后的患者，经过专科医生的仔细询问，能发现患者内心存在着无愉快感、无兴趣、精力缺乏等抑郁体验。这种情况医学上称作隐匿性抑郁。经过抗抑郁治疗后，躯体不适将缓解。

误区5：也就说说，不会真的自杀

老徐得了抑郁症，医生一再叮嘱家属，老徐有自杀观念，要严加防范，最好住院治疗。可家里人觉得没那么严重，认为老徐也就说说，不会真去自杀，家里人多陪着就行。结果，当天晚上，老徐趁家人熟睡后，把一瓶安定都给吃了。幸亏老伴及时发现，送到医院经过抢救后才脱险。事后，家人都后悔自己没有重视，差点出事。

抑郁症患者长期心情低落，愉快感丧失，觉得自己没用了，没有希望了，生不如死，经常出现自杀观念，自杀企图，甚至有自杀行为。与青壮年患者相比，老年抑郁症患者一旦下决心自杀，意志更加坚定，行为更加隐蔽，自杀的发生率更高。因此，抑郁症患者只要有自杀观念，就必须严加护理，千万不可忽视。

3.退休综合征

据统计，1/4的离退休人员会出现不同程度的离退休综合征。老年人的离退休综合征是一种复杂的心理异常反应，主要表现在情绪和行为方面。患者一般会出现以下症状：性情变化明显，要么闷闷不乐、郁郁寡欢、不言不语，要么急躁易怒、坐立不安、唠唠叨叨；行为反复、或无所适从；注意力不能集中，做事经常出错；对现实不满，容易怀旧，并产生偏见。总之，其行为举止明显不同于以往，给人的印象是离退休前后判若两人。这种性情和行为方面的改变往往可以引起一些疾病的发生，原来身体健康的人会萌生某些疾病，原来有慢性病的则会加重病情。有心理学者曾对某市20位同一年从处级岗位上退下来的干部进行追踪调查，结果发现，这些退休时身体并无大碍的老年人，两年内竟有5位去世，还有6位重病缠身。可见，离退休真是一道“事故多发”的坎。

上述疾病的发生，主要是一些人从几十年有规律和有节奏感、责任感的在职生活，变成无约束的自由支配时间的退休生活，而产生的孤独、寂寞、空虚、焦虑或忧愁等心理的或生理的症候群。其根本原因在于没有从根本上认识退休以及退休后应干点什么好。

退休是人生命发展的自然规律，因为这时人的生理机能开始衰退，体力和智力都明显不及过去，许多疾病已经或正在产生，故到了法定年龄，理当高高兴兴地退休。退休后也绝不是无事可做，应根据自己的体力、精力情况，确立一个目标，订出一个计划，或继续关心过去所从事的事业，出主意，当参谋；或系统总结自己的经验，著书立说，写回忆录；或参加各种协会，继续进行科学研究和技术咨询工作。但不管干什么，其中一个重要任务是加强自我保健，积极学习养生之道，避免、减少疾病的发生；若已患有疾病，则应在医生指导下，努力康复。

此外，中医养生学认为，离退休综合征的发生主要是情志病，应组织和鼓励离退休的老年人学些中医精神养生的知识，使他们认识到不正常的精神状态会加速他们的衰老。

从群体生活的大天地转向家庭小天地，从忙人变成闲人，容易使人萎靡不振、意志消沉和情绪低下。具体可表现为坐卧不安，行为重复，往返犹豫不决，整日不知干什么好;有时还会出现强迫性定向行走。由于注意力不能集中，常做错事;性格变化明显，容易急躁和发脾气;对什么都不满意;多疑，当听到他人议论工作时常会烦躁不安，猜疑其有意刺激自己。平素颇有修养的当事者，有时候也会一反常态而不能客观地评价外界事物，常有偏见。大多数当事者有失眠、多梦、心悸、阵发性全身燥热 。

离退休是人生的一个重要转折，是老年期开始的一个标志。从前面的分析我们可以看出，离退休障碍是一种心理方面的适应障碍，它表现为老年人生活习惯的不适应、人际关系的不适应、认知和情感的不适应等等，这些适应障碍究其实质，就在于离退休导致了老年人社会角色的转变，他们从职业角色过渡为闲暇角色，从主体角色退化为配角，从交往范围广、活动频率高的动态型角色转变为交往圈子狭窄、活动趋于减少的相对静态型角色，对于部分曾是领导干部的老年人来说，还从权威型的社会角色变成了“无足轻重”的小人物，如果老年人不能很好地适应这些角色的转变，也就是说新旧角色间出现了矛盾和冲突，那么，老年人的离退休综合征就由此产生。

因此，要预防和治疗离退休综合征，老年人就应该努力适应离退休所带来的各种变化，即实现离退休社会角色的转换。通常有以下几种方法：

（1）调整心态，顺应规律

衰老是不以人的意志为转移的客观规律，离退休也是不可避免的。这既是老年人应有的权利，是国家赋予老年人安度晚年的一项社会保障制度，同时也是老年人应尽的义务，是促进职工队伍新陈代谢的必要手段，老年人必须在心理上认识和接受这个事实。而且离退休后，要消除“树老根枯”“人老珠黄”的悲观思想和消极情绪，坚定美好的信念，将离退休生活视为另一种绚丽人生的开始，重新安排自己的工作、学习和生活，做到老有所为、老有所学、老有所乐。

（2）发挥余热，重归社会

离退休老人如果体格壮健、精力旺盛又有一技之长的，可以积极寻找机会，做一些力所能及的工作。一方面发挥余热，为社会继续做贡献，实现自我价值；另一方面使自己精神上有所寄托，使生活充实起来，增进身体健康。当然，工作必须量力而为，不可勉强，要讲求实效，不图虚名。

（3）善于学习，渴求新知

“活到老，学到老”，正如西汉经学家刘向所说：“少而好学，如日出之阳；壮而好学，如日出之光；老而好学，如秉烛之明”。一方面，学习促进大脑的使用，使大脑越用越灵活，延缓智力的衰退；另一方面，老年人要通过学习来更新知识，社会变迁风起云涌，老年人要避免变成孤家寡人，就要加强学习，树立新观念，跟上时代的步伐。

（4）培养爱好，寄托精神

许多老年人在退休前已有业余爱好，只是工作繁忙无暇顾及，退休后正可利用闲暇时间充分享受这一乐趣。即便先前没有特殊爱好的，退休后也应该有意识地培养一些，以丰富和充实自己的生活。写字作画，既陶冶情操，也可锻炼身体；种花养鸟也是一种有益活动，鸟语花香别有一番情趣；另外，跳舞、气功、打球、下棋、垂钓等活动都能使参加者益智怡情，增进身心健康。

（5）扩大社交，排解寂寞

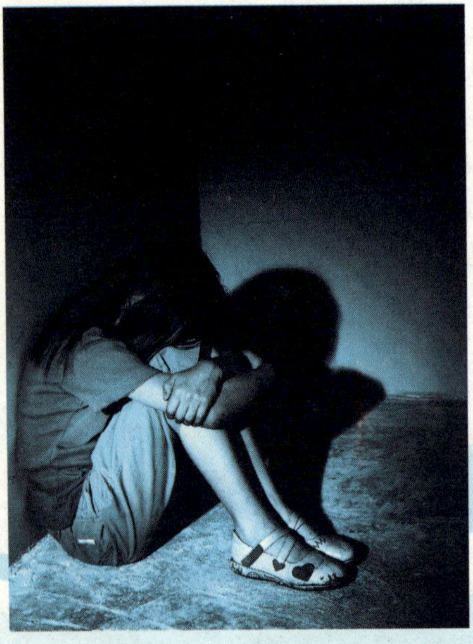

退休后，老年人的生活圈子缩小，但老年人不应自我封闭，不仅应该努力保持与旧友的关系，更应该积极主动地去建立新的人际网络。良好的人际关系可以开拓生活领域，排解孤独寂寞，增添生活情趣。在家庭中，与家庭成员间也要建立协调的人际关系，营造和睦的家庭气氛。

（6）生活自律，保健身体

老年人的生活起居要有规律，离退休后也可以给自己制定切实可行的作息时间表，早睡早起，按时休息，适时活动，建立、适应一种新的生活节奏。同时要养成良好的饮食卫生习惯，戒除有害于健康的不良嗜好，采取适合自己的休息、运动和娱乐的形式，建立起以保健为目的的生活方式。

（7）必要的药物和心理治疗

老年人出现身体不适、心情不佳、情绪低落时，应该主动寻求帮助，切忌讳疾忌医。对于患有严重的焦躁不安和失眠的离退休综合征的老人，必要时可在医生的指导下适当服用药物，以及接受心理治疗。

4.真假痴呆

王老太72岁，近半年变得不爱运动，动作缓慢僵硬，很少的家务劳动需很长时间才能完成，亦不爱主动讲话，经多次询问才以简短低弱的言语答复，面部表情变化少，有时双眼凝视，对外界动向常无动于衷。家人带她到医院求治，疑诊帕金森氏病，但用美多巴等药物治疗无效。李医生在接诊这个患者时，发现提到她老伴时，患者眼含泪花，反复追问她，才讲许多事情自己都做不了，想不起怎么做，头脑一片空白。这是老年抑郁症中并不少见的迟滞性抑郁，通过抗抑郁药物治疗，王老太完全康复了。由此可见，由于年老体弱，家人和医生更重视患者的躯体症状，而情绪障碍很容易被忽视，尤其是像王老太这种表现为迟滞性抑郁的患者，由于行为阻滞，随意运动缺乏和缓慢，躯体及肢体活动减少，其抑郁症被躯体症状所掩盖，更易误诊为帕金森氏病。

张老伯92岁，家人发现近半年来，他变得不爱看书看报，也不看电视，一家人谈论时事新闻，他也不参与，直到有一天老人自言自语“早一点走多好，活着这么没意思”，才引起家人的重视。张副教授经过详细的精神检查，确诊为老年抑郁症，用抗抑郁药治疗两个月后，发生了戏剧式的变化，张老伯恢复了病前谈笑风生、谈吐自如的神态，生活又回到从前充满活力的轨迹。

老年人面临突然出现的重大精神刺激，在一段时间内发生情绪抑郁乃是正常现象，并非系病态。只有出现持久的抑郁症状，并且向严重程度发展时，才能考虑到是否得了该病。另外，人到老年，会罹患老年痴呆症，而有些老年期抑郁症患者，当病情发展到严重阶段时，病人的思维和动作都会受到抑制（尤其是思维抑制），此时会出现类似老年性痴呆症的临床表现。所以，对这类病人，尤其要注意鉴别“假痴呆真抑郁”情况的存在，以免贻误病情，贻误治疗，影响康复。

那么，如何区别老年期抑郁症和老年性痴呆症呢？以下七点，可供参考：

（1）老年抑郁症起病较快，发展迅速；而老年性痴呆则起病缓慢发展也缓慢。

（2）老年期抑郁症的抑郁症状持续较久；老年性痴呆症患者的情绪变化多，不稳定，变幻莫测，犹如幼童。

（3）老年期抑郁症患者的智能障碍为暂时性的、部分性的，每次检查的结果均不相同；而老年性痴呆患者的智能损害是全面性的，而且呈进行性的恶化。

（4）老年期抑郁症患者并无中枢神经系统的症状，脑CT检查也无阳性发现；老年性痴呆病人的情况就不是这样了，他们可有中枢神经系统的症状、体征。不少病人还有高血压、动脉硬化或“小中风”的病史，脑CT检查可发现有不同程度的脑萎缩或（和）脑梗死的表现。

（5）老年抑郁症患者虽然也可能出现与老年痴呆症相似的健忘问题，但它们最大的分别在于痴呆症患者是真的忘记一切，而抑郁症患者只是坚信自己已忘记。举个例子，如果问老年痴呆症患者他吃的是什么早餐，他一定说错，或根本答非所问。但如果问老年抑郁症患者，他会对医生说“不知道”或“我记不起来了”，如果医生强调他一定记得，最终他说出来的答案会是完全正确的。

（6）痴呆症患者因为头脑逐渐失去功能，所以走在街上会完全没有方向感，甚至会时常迷路或走失，但这种事情并不会发生在抑郁症患者身上。

（7）用了抗抑郁药物后，老年期抑郁症病人会病去体愈，恢复病前谈笑风生、谈吐自如的神态；而对于老年性痴呆症患者来讲，抗抑郁药物就不起任何作用了。

当然，有部分老年性痴呆症患者，在病程的早期，也可出现抑郁症状，颇像“老年期抑郁症”，到了病程的中、晚期，才露出老年性痴呆的“庐山真面目”。对此尤需警惕。

5.老年抑郁的预防与治疗

防治措施包括：本病常因受精神刺激或躯体原发病疼痛诱发，故对病人要多给安慰、劝解、疏导和鼓励，帮助其解除精神压力负担；生活上热情照顾，积极治疗其原有病症；老年抑郁症常会厌世轻生，要多加监护，严防其自杀；鼓励病人多参加文体活动，多听音乐等；减少卧床时间，多交朋友，常谈心互助；尽力保持家庭和谐气氛，家庭成员间要多关心、支持，谅解病人；尽早陪同病人到医院检查、诊断、治疗。

药物治疗：目前的抗抑郁药起效较慢，一般要服用2周后症状才有所改善，有的要8周才能取得临床功效，在症状完全缓解后仍需维持治疗至少6～12个月，其目的是预防复发。患者及家属常抱侥幸心理不坚持服药巩固治疗，大约12%～24%的病人会复发。心理辅导一般应由专门的医务人员或心理医生进行，同时家属要积极配合，主要是进行支持性心理治疗，给病人安慰、劝解、疏导和鼓励，帮助其解除精神压力负担，提高他们的理解程度和适应能力。

老年抑郁症如不进行治疗，会越来越严重。有多种类型的抗抑郁药物可治疗老年忧郁症。抗抑郁药物服药2周后才会有效果，康复后，还需要继续服用6个月至1年，以防复发。不要在医生不知情的情况下改变抗抑郁药物的用量。但所有的抗抑郁药物都会有副作用，但这些副作用也会随时间消失。 患者情绪最不佳的时段通常会在早上，所以要避免在这一时段外出活动。亲友可轮流陪伴患者外出走走，如逛街、运动或参与其他休闲活动。抑郁症患者有时会被误解为懒惰、散漫，其实这只是生病时的症状。

由于老年人的身体状况不如年轻时稳定，所以治疗老年抑郁症比较困难。最令医生感到头痛的是许多老年患者经常会不依照提示服药，所以家人必须督促患者依时依分量服药，否则难以完全康复。

恢复老年抑郁症患者的正常活动非常重要。抑郁症患者不能只靠服药来治疗，最重要的是让他们恢复正常的活动。在这方面，家人的鼓励与督促非常重要，通常医生会和家人一起为患者安排每日的活动表，如上午打太极拳，下午打麻将，傍晚和朋友喝茶聊天等，总之一定要让他们感到很忙。

各国对抑郁症的研究，取得共识有：引发抑郁症的根本原因系患者脑部内分泌的失衡；抑郁症虽属“疑难病症”，但也绝非不治之症；包括老年抑郁症在内的抑郁症也能有效预防等等。

目前，每年都有10余种疗效明显的新药推向市场，一般服用几周后抑郁症状即会减轻或消除。此外，药物治疗如再辅以心理治疗，效果往往更好。

老年抑郁症极易复发，因而症状的消失并不意味着终结治疗。建议患者在临床症状完全消失后仍继续服药至少2年，并坚持定期复诊。此外，多多参加健身、文娱活动，多交朋友，尽量使老年生活丰富多样，并学会排解烦恼，也可对防止复发起积极作用。

还有一点需要高度重视，老年抑郁症自杀的危险比其他年龄组大得多，抑郁症自杀率约15%，老年抑郁症高达25%，因此，对老年抑郁症患者要多加监护，严防其自杀。

预防老年抑郁症要从个人、家庭、社会三方面着手进行。老年人要丰富自己的日常生活，多学新知识，培养新的兴趣爱好。多参加文体活动，多交朋友，还要学会倾诉，心里有什么不痛快的事，要向子女或朋友诉说。作为子女，要尽力保持家庭和谐气氛，家庭成员间要多关心、支持，要耐心倾听父母的唠叨，多和父母聊天，给予老人心理上的支持和安慰。老年人容易产生孤独感和无用感，全社会应该重视和尊重老年人，给他们更多的关心和帮助。

6.夕阳红

“最美不过夕阳红，温馨又从容，夕阳是晚开的花，夕阳是陈年的酒，夕阳是迟到的爱，夕阳是未了的情，多少情爱化作一片夕阳红。”一首“夕阳红”道尽老人的价值和积极的人生态度。

生命黑白有界，经历是调色盘。既然如此，为何不潇洒一点，去赴夕阳之约。

人生好比文学。少年是春天的歌，老年是秋天的诗。少年在春天里放歌，这是他们天真、烂漫、稍纵即逝和永不复返的花季。初夏属于青年，事业和爱情时而浪漫时而实际，美好的理想变成现实或被击溃。然后就是盛夏——艰苦奋斗的中年，一个悲喜交加充满戏剧性的苦乐年华。现在，这一切都过去了，雁去叶落，橘红穗黄，天高云淡，风静潮平。秋天到了，诗的季节到了。它是在不知不觉中到来的，然而又是何等地充满魅力。

秋日的和阳不再光彩夺目不再火热骄人，暖暖的只是一片温情。秋日的田野不再躁动不安不再生机勃勃，静静的只是一片收获。秋日的林木不再满身披挂不再密不透风，默默的只是一片质朴。老年就是秋日的和阳、田野和林木，是秋天绵长、醇厚、丰富、深沉的诗。秋天的诗是人生的体验和领悟，是淡泊超脱的境界和坦然面对的情怀。面对累累硕果和冬季将临，老年更接近生命的本真，就像秋日的天空格外澄明。

这种纯净和澄明正是诗的品格。所以，诗总是天然地属于少年和老年。少年的纯净来自天真，天真可贵；青年的浪漫来自热情，热情可爱；中年的丰富来自执著，执著可取；老年的澄明来自超脱，超脱可敬。超脱不仅是一种态度，更是一种智慧，一种超越了生死荣辱的人生智慧。因为智慧，所以用不着喋喋不休；因为超脱，所以犯不着愤愤不平。有智慧垫底的豁达超然，有如一潭秋水清澈见底，却又深沉厚重，韵味无穷。老年应该是这样一首诗。

老年能够成为这样一首诗。老人是春风，吹绿了树枝花草；老人是酷暑的风雨，带来了凉爽，洗刷了大地；老人是秋的果实，硕果累累挂满枝头；老人是冬的阳光，温暖人的身躯。

滚滚长江东逝水，浪花淘尽英雄。是非成败转头空，青山依旧在，几度夕阳红。 时光留不住 ，春去已无踪，白发如憔江渚上，贯看秋月春风，一壶浊酒喜相逢，古今多少事，都付笑谈中。最美不过夕阳红，温馨又从容。走在回家的路上，天边那红彤彤的夕阳映红了周围的云朵，仿佛火烧的一般。太阳在它落下的那一刻竟是那么红，那么圆，那么大，然而却不那么耀眼，不那么锋芒毕露，一切都那么洪厚，一切都那么从容。

夕阳是陈年的酒，夕阳是迟来的爱。在最后逝去的时候，留下一片光辉，给人以火红的印象。它经历了岁岁年年的沧桑和风雨，显得那么老练，那么的镇静自若……然后以自己最火热的激情给世界涂上最末一道晚霞。

如果不幸，我们在老年期遇见了抑郁症的阴影，请我们记住，战胜抑郁，我们的人生一样像夕阳一样红！

7.老年人用药注意事项

老年人病多，用药也多。据统计，老年人平均用药量约是青年人的5倍以上。由于老年人体内各脏器生理储备能力减弱，对药物的应激反应也变得脆弱，药物的治疗量与中毒量之间的安全范围变小，加之老年人肝肾功能减退，排泄变慢，故容易发生中毒或不良反应。老年人心血管系统，特别是动脉比心脏发生变化更明显。由于其心血管系统功能的减退，交感神经控制的血管感受器敏感性降低，心脏本身和植物神经系统反应障碍，因此最为常见的是血压调节机能不全。突出表现于许多药物在正常浓度时即可引起长时间明显的体位性低血压。这些药物包括：利尿剂、β肾上腺受体拮抗剂、亚硝酸类、吩噻嗪类三环抗抑郁药、普鲁卡因胺及抗高血压药等。因此，在选择与使用此类药物时也应当持非常谨慎的态度。在精神科，由于抗抑郁药的代谢特点，老年人用药也要谨慎。为保障健康，我们有必要掌握一些自身的生理、心理特点和变化规律，了解一些用药原则及有关药物的作用机理等。

剂量宜小不宜大：药物经口服后，由肠道分解和吸收，因老年人吸收功能下降，常发生药物在体内分布不均，加上老年人肝酶活性和肾排泄能力下降，药物分解变慢，体内蓄积增加，易产生毒副反应。因此，老年人用药剂量应随年龄增加而减小。一般来说，60岁以上的，用药量应小于成人量的1/2。

品种宜少不宜多：有些药物之间存在协同作用，有些存在对抗作用。老年人用药品种越多，发生药物不良反应的机会也越多，如阿司匹林与激素类药品同用可诱发溃疡病大出血。老年人用药应突出重点，兼顾其他，用药品种最好不超过4种。

疗程宜短不宜长：老年人肾功能减退，用药越来越容易发生药物蓄积中毒，有时还可能产生耐药性，所以，老年人用药疗程应根据病情以及医嘱合理缩短。

随时注意药物的不良反应：在老年人用药过程中要随时注意病情变化，如有新的症状出现，就要考虑是否为药物引起的不良反应，这时应及时请医生诊治，以防出现“不治倒不好，越治越糟糕”的后果。老年人感觉变为迟钝，智力反应减低，应用镇静催眠药会比年轻人更易发生不良反应。已知老年人对巴比妥类会发生兴奋激动，其原因未明，故不宜常规应用。据报道，地西泮在老年人中的半衰期为年轻人的4倍，要在稳态时保持一定的血药浓度所需的剂量，老少并无差异，因此老年人给药的间隔要加长。老年人比年轻人对地西泮的中枢抑制作用更敏感，应用时须谨慎。

要重视药物的相互影响：如老年人肾功能减退时易引起缺钾，排钾利尿药（噻嗪类等）与其他排钾药物（肾上腺皮质激素）合用时缺钾加重，应尽量避免，非用不可者要注意钾盐的补充。

一般说来，老年人用药有以下禁忌。

一忌任意滥用。患慢性病的老人应尽量少用药物，尤其切忌不明病因就随意滥用药物，以免发生不良反应或延误治疗。

二忌种类过多。老年病人服用的药物越多，发生药物不良反应的机会也越多。此外，老年人记忆欠佳，大堆药物易造成多服、误服或忘服，最好一次不超过3～4种。

三忌用药过量。临床用药量并非随着年龄的增加而一直增加。老年人用药应相对减少，一般可用成人剂量的1/2～3/4即可。

四忌时间过长。老年人肾功能减退，对药物和代谢产物的滤过

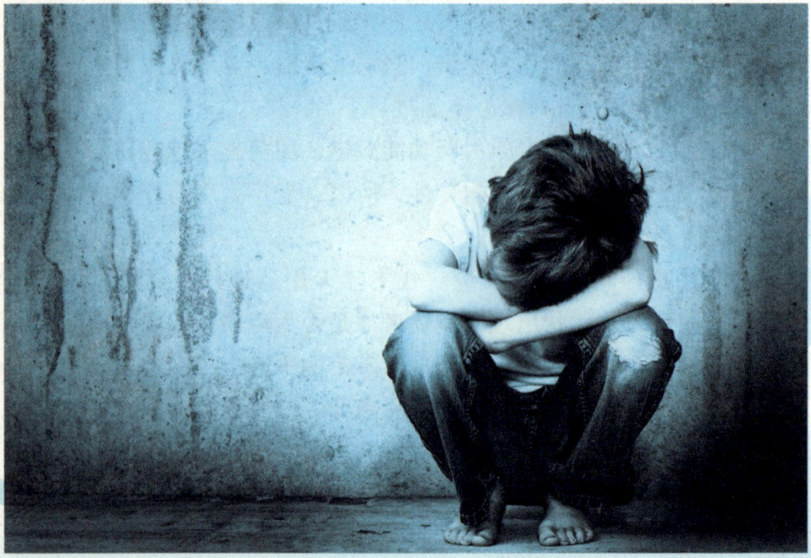

减少。故老人用药时间过长，会招致不良反应。老年人用药时间应根据病情以及医嘱及时停药或减量，尤其是对于毒性大的药物，更应按“衰其大半而止”的原则，掌握好用药时间。

五忌生搬硬套。有的老年人看别人用某种药治好某种病便仿效之，忽视了自己的体质及病症差异。

六忌乱用秘方、偏方、验方。老年病多长期、慢性，易出现“乱投医”现象。那些未经验证的秘单方，无法科学地判定疗效，凭运气治病，常会延误病情甚至酿成中毒，添病加害。

七忌滥用补药。体弱老年人可适当辩证地用些补虚益气之品，但若为补而补，盲目滥用，可变利为害。民间就有“药不对症，参茸亦毒”的说法。

八忌朝秦暮楚。有的老年人治病用药“跟着感觉走”，今天见广告说这好，便用这药；明天见夸那，又改用那药。用药品种不定，多药杂用，不但治不好病，反而容易引出毒副反应。

参考文献

[1] 师建国.实用临床精神病学，科学出版社，2009

[2] 敖磊，行养玲，张丽，等.奎硫平合并丙戊酸钠治疗女性双相情感障碍Ⅰ型的疗效分析,海南医学，2010，21（5）：24-26

[3] 雷莹，师建国，陈元堂. 西安地区110例自杀未遂者流行病学特点研究, 浙江临床医学,2009 ，11（3）：311-313

[4] 张玉琦,袁国桢,李桂林,等.215例抑郁症患者自杀未遂危险因素的配对病例对照研究.中华流行病学杂志,2007，28（2）：131-135

[5] 郑崇芬,李建勋,周小东,等. 抑郁症自杀未遂患者的临床特征. 临床精神医学杂志,2004，14（5）：290-291

[6] 张丽,陈元堂,余冰,等.5-羟色胺转运体基因rs9863857与抑郁症及其临床特征的相关性研究, 中华行为医学与脑科学杂志,2009,18（5）：401-403

[7] 杨杨,高成阁,于学文. 5-HTTLPR多态性与抑郁症及其临床特征的相关性.西安交通大学学报,2007，1: 18-20

[8] Kaufman J,Yang BZ,Douglas-Palumberi H.Social supports and serotonin transporter gene moderate depression in maltreated children.The National Academy of Sciences of the USA,2004, 101(49): 17316 - 17321

[9] Wurtman RJ.Genes,stress,and depression.Metabolism-Clinical and Experimental,2005, 54(1):16-19

[10] Middeldorp Christel M,DE Geus Eco JC,Leo Beema. Family based association analyses between the serotonin transporter gene polymorphism (5-HTYLPR) and neuroticism,anxiety and depression.Behavior Genetics,2007,

37(2): 294–301

[11] Margoob MA,Mushtaq D,Murtza I. Serotonin transporter gene polymorphism and treatment response to serotonin reuptake inhibitor (escitalopram) in depression:An open pilot study.Indian Journal Psychiatry,2008, 50(1): 47 - 50.

[12] Hauser J,Leszczynska A,Samochowiec J. Association analysis of the insertion/deletion polymorphism in serotonin transporter gene in patients with affective disorder.European Psychiatry:the Journal of the Association of European Psychiatrists,2003, 18(3):129–32.

[13] Smeraldi E,Serretti A,Artioli P. Serotonin transporter gene-linked polymorphic region:possible pharmacogenetic implications of rare variants. Psychiatric Genetics,2006, 16(4):153–158.

[14] Joiner TE,Johnson F,Soderstrom K.Is there an association between serotonin transporter gene polymorphism and family history of depression?. Journal of Affective Disorders,2003,77(3):173–175.

[15] Mendlewicz J,Massat I,Souery D. Serotonin transporter 5HTTLPR polymorphism and affective disorders:no evidence of association in a large European multicenter study.European Journal of Human Genetics,2004, 12(5):377–382.

[16] 郝伟.精神病学.人民卫生出版社.2008

[17] 沈渔邨.精神病学. 人民卫生出版社.2009

[18] 孙学礼.精神病学. 人民卫生出版社. 2008

[19] 冯春梅 ,宫宝霞 ,关锐玲,等. 浅谈抑郁症护理体会. 中外健康文摘，2010，7（8）：45–46

[20] 刘莉华. 老年抑郁症病因分析及心理护理方法的临床观察. 中国医药导报，2010,10:110–111

[21] 汪洪波. 抑郁症不同年龄段的临床特点对照分析. 中国现代药物应用，2010，5:213–215

[22] 盛秋玲.产后抑郁的相关因素分析及护理对策.中国中医药咨讯，2010，2（30）：28-33

[23] 刘晓婕 .产后抑郁症的预防护理体会. 基层医学论坛 ，2010，14:56-59

[24] 纳文霞,糟海莲,贾咏存,等.产后抑郁症相关因素及预防对策.宁夏医学杂志 ，2010，8:38-40

[25] 张晨,何佳,谢斌,等.产后抑郁症浅析.现代实用医学,2010,22（6）：718-720

[26] 赵菊,刘亚莉.围绝经期妇女抑郁症高危因素分析.中国社会医学杂志，2010，5:18-20

[27] 简珮玉,彭雪琼,王铭霞.产后抑郁症中西医病因及中西药结合治疗.现代中西医结合杂志,2010,19（2）：254-255

[28] 李淑华.产后抑郁症产妇的护理. 中外健康文摘 ，2010，6:222-224

[29] 邝丽仪,汪悦.老年抑郁症病因病机与辨证论治研究 .南京中医药大学： 中医内科学(硕士学位论文)， 2009

[30] 张有为,谢忠礼.抑郁症中医病因病机探讨. 中医学报,2010,25（3）：32-35

[31] 周勤学,林梅.农村产妇产后抑郁症的发病因素及预防.中国民族民间医药,2010，19（17）：82-83

[32] 池孟轩,郭霞珍.从脏腑整体观探讨中医药对青少年抑郁症的防治.北京中医药大学： 中医基础理论(硕士学位论文)，2009

[33] 刘长慧.342例产后抑郁症的病因调查及护理干预.检验医学与临床,2010,7（17）：1894-1895

[34] 张婧,姚志剑,卢青.抑郁症脑结构影像学和基因组学的相关性研究.中华行为医学与脑科学杂志,2010,19（1）：94-95

[35] 傅炜,傅中莲.产褥期抑郁症发病情况及影响因素调查.中国误诊学杂志,2010,6:256-258

[36] 易正辉,方贻儒,禹顺英.抑郁症脑组织基因差异表达研究进展.中国神经精神疾病杂志,2010,1:56–59

[37] 洪武,江开达,仇剑崟,等. 酪氨酸激酶受体B基因多态性与抑郁症的关联性分析.上海交通大学学报（医学版）,2010,30（6）：620–623

[38] 聂岚,唐小琴.产后抑郁症的相关因素与预防对策.现代预防医学,2010,37（14）：54–56

[39] 茹保健,吕素红,刘敬文,等.量化健康教育对复发性抑郁症患者依从性及疗效影响的临床研究.河北医药,2010,2：64–65

[40] 吴兆苏.社会心理因素与心血管病关系的流行病学研究进展.中国医学科学院学报，2001,23（1）：73–82

[41] 包祖晓,田青,陈宝君,等.抑郁症与中医虚劳病相关性的探讨.中医药学报,2010，38（1）：44–46

[42] 于长江.抑郁症病人的社区干预.黑龙江医学,2009,33（4）：35–37